イラスト 運動・スポーツ生理学

東京教学社

はじめに

　生理学は「正常な身体の適応・調節の原理原則について明らかにする」学問である．運動とスポーツの生理学は人体生理学に基礎を置きながら，運動やスポーツによって体の機能や構造がどのように変化するか，その原理原則を明らかにすることを主眼とする．しかし，運動やスポーツが発育や発達，疾病予防や健康増進の基礎科学ともなることから，広義にはこれらの内容も包括することがある．

　編者が初めて運動生理学を学んだのは半世紀前となる約50年前のことになる．当時の運動とスポーツの生理学の著書は，医科生理学の知識に少しばかりの運動やスポーツに関する記述が加えられていた程度であった．現在でも運動とスポーツの生理学は人体生理学に基礎を置くことに変わりはないものの，その内容は医科生理学の範疇を越え，深化と拡がりを見せて独自の学問として発展を示し，運動やスポーツの重要な基礎科学として発展している．

　現代の日本の青少年の体力は昭和60年以来低下傾向を示している．また，子どもの体力の個人差の拡大が指摘されている．現代の子どもは単純な身体の調整力に欠け，日常生活にも支障をきたすことも目につき「生きる力の喪失」が指摘されている．これは，現代社会が日常生活から子どもの身体活動を行う機会を奪ったことが大きな原因とされる．

　一方で，昨今，世界トップレベルの活躍をする日本のスポーツ選手が目立つ．プロ野球，水泳，体操，レスリング，スケート，テニス，卓球，バトミントン等々．それは，かつて日本のお家芸といわれるスポーツの復活もあれば，かつては外国選手に比して全く歯が立たないスポーツも含まれる．この日本人の世界的活躍の裏には競技者や指導者が積極的に科学的理論を取り入れた成果の結実だといわれる．

　時代は1次の狩猟社会，続いて農耕，工業，情報，そして，今や第5次の「超スマート社会」に突入しようとしている．それは，スポーツの世界でも無縁でない．映像やデータで走行時のフォームを解析し，フォームの改善やレベルにあった靴の選択や練習方法の助言を得ることや，チーム競技であればゲーム分析の解をスピーディに得て，それをもとに，指導者は即座にゲームの戦略に生かす．ひと昔では考えられないことである．

　しかし，ここで忘れてならないのは，どれだけIT化が進んだとしても，運動やスポーツはヒトの身体の活動であり，身体の「理」を無視することはできない．その「理」を無視したスポーツは時には「毒」となり，健康を害することにもなる．その「理」を与えるのが運動とスポーツの生理学である．

　本書はスポーツ科学，医学，心理学，教育学などとそれぞれ専門を異にする執筆者によって，スポーツや体育を専攻する学生を対象としてまとめたものである．まとめるに当たっては，初学者でも理解しやすいよう，できるだけ平易にするように努めたつもりではあるが，編者の力が及ばなくて，まだ，充分果たしたとはいえない．今後，叱責を頂きながら改めていくつもりである．

2020年春　編者

目　次

第6章　運動と血液・免疫

第7章　運動と内分泌

第**8**章　運動と環境

第**9**章　運動処方の理論と実際

イラスト　梅本　昇

第1章 運動と神経

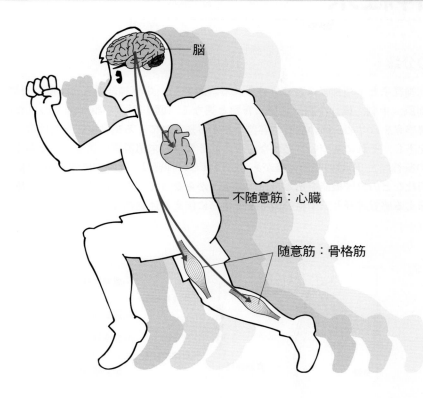

脳

不随意筋：心臓

随意筋：骨格筋

　私たちは，身体を動かしているときも休息しているときも，たえず身体の外や内の変化を感知して，その情報を中枢に送り，その情報に対して適切に反応することによって身体全体として統一のとれた状態を維持している．私たちの体内における情報伝達方法には，神経系による神経性調節とホルモンによる体液性調節があり，前者は素早い調節に，後者は緩やかな持続的調節にそれぞれ関与する．走る，跳ぶ，投げるなどの運動機能は神経系の働きによる．すなわち，神経は直接的に骨格筋を支配し，目的にかなった調整のとれた動きができるように骨格筋の働きを調節する．感覚，内臓，高次神経の働きも神経系によって調節されており，運動に関与する種々の器官の機能を調節することで，間接的に運動の調節に役立っている．

　本章では，神経の基本的な構造と情報伝達機構を解説し，運動機能の調節や神経系に対するトレーニングの効果について学ぶ．

学習目標

1. 神経の種類とそれぞれの役割について理解する．
2. 神経の情報伝達のしくみについて理解する．
3. 随意運動の神経回路について理解する．
4. 運動単位，サイズの原理について理解する．
5. 運動反射について理解する．
6. 中枢神経系と末梢神経系に対するトレーニング効果について理解する．

01 神経系

1 神経系の分類

　神経系は中枢神経系と末梢神経系とに分けられる（**図1-1**）．中枢神経系には，脳と脊髄が含まれ，上から大脳，間脳，中脳，橋，小脳，延髄，脊髄と連なる（**図1-2**）．中枢神経系の主な役割は，視覚，聴覚，皮膚感覚をはじめ，筋の固有受容器などから送られてくる感覚情報を受け取って，それを統合して判断を下し，それに基づいて必要な命令を筋その他の末梢器官に送ることである．末梢神経系には，12対の脳神経と31対の脊髄神経がある．これらの神経は，運動や感覚を司る体性神経系と，呼吸，循環，消化などの自律機能を司る自律神経系とからなっている．体性神経系は，感覚器からの情報を中枢に伝える感覚神経と，中枢の命令を骨格筋に伝える運動神経から構成される．

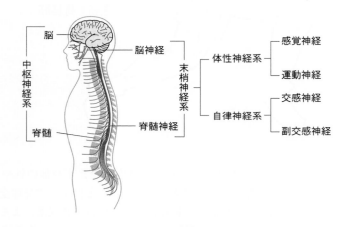

図1-1　神経系の分類

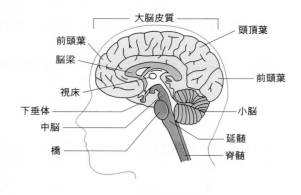

図1-2　脳の断面図

2 神経組織

　神経組織は神経細胞（ニューロン）と神経膠細胞（グリア細胞）からなる．ニューロンは神経の基本単位であり，細胞体とそのまわりの多数の樹状突起および1本の神経線維（軸索）とからなる（**図1-3**）．他のニューロンから送られてくる信号（神経の細胞膜に発生する電位変化）は樹状突起を介して細胞体に入ってくる．細胞体はそれによって脱分極し，活動電位を発生させる．ニューロンが活動電位を発生させることを興奮と呼ぶ．活動電位は軸索を通って筋，その他の末梢組織，あるいは他のニューロンに伝わる．

A.中枢神経系の髄鞘

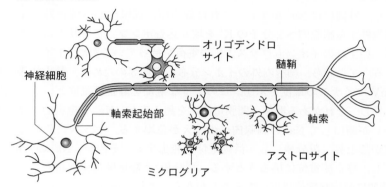

B.末梢神経系の髄鞘

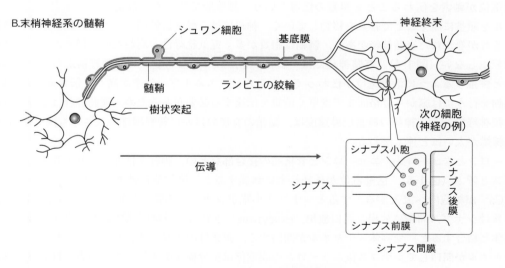

図1-3　ニューロンの基本構造

中枢神経系の主なグリア細胞として，アストロサイト，オリゴデンドロサイト，ミクロサイトの3種類があげられる．最も多いアストロサイトは，主に脳毛細血管を包み，血液中の不必要な物質が脳内に入り込まないようにする血液脳関門（blood-brain barrier：BBB）の役割を果たしている．オリゴデンドロサイトは，軸索に巻きついて髄鞘を形成し，巻きついたニューロンを支持しながら栄養補給を行う．末梢神経系において，オリゴデンドロサイトと同様な機能を持つグリア細胞は，シュワン細胞と呼ばれる．ミクログリアは，神経細胞とは発生由来が異なり，脳内の免疫機能を担当している．貪食機能によって病原菌や細胞の残骸を取り除く働きを持つ．

3　神経の興奮と伝達

細胞の内側には K^+ が多く，外側には Na^+ が多い．これは細胞膜に細胞内から細胞外へ3分子の Na^+ をくみ出し，同時に細胞外から細胞内へ2分子の K^+ を取り込むポンプ（ナトリウム−カリウムポンプ）があるためである．いずれのイオンもプラス1価の電荷を持っているため，1イオンの電荷分だけ内側がマイナスとなる．すなわち，細胞内外のイオン分布の不均等のために，静止状態の細胞の膜電位は細胞内が数十 mV マイナスの電位を示す．このような電位を静止膜電位という．細胞に刺激が加わると膜電位は上昇し，それがある閾値（閾膜電位）を超えると，Na^+ を選択的に通過させるチャネル（Na^+ チャネル）が開口して Na^+ の細胞内への流入が急増する．プラスに荷電している Na^+ が増えるため，膜電位が急上昇（脱分極）し，活動電位を発生する．その後，Na^+ の流出と K^+ の流入によって電位が低下し，静止膜電位に戻ろうとする（再分極）．静止膜電位を超えて，さらに K^+ が流入することで，一時的に静止膜電位以下になることがある．これを過分極という．

活動電位が軸索を伝わることを興奮の伝導という．細胞膜で生じた活動電位は，軸索に並ぶ Na^+ チャネルを順番に開くことで軸索を移動していく．神経には，軸索に髄鞘（ミエリン鞘）がない無髄神経とそれが巻かれた有髄神経がある．髄鞘は脂質が多く電気絶縁性が高いため，髄鞘部分では活動電位は発生しない（図1-4）．有髄神経では，髄鞘が巻かれていないランビエの絞輪からランビエの絞輪へと跳躍するように活動電位が伝わっていくために，エネルギー効率が高く，伝導速度が速い．随意運動を行うには脳から骨格筋まで素早く情報を伝達する必要があるため，運動神経は伝導速度の速い有髄神経である．神経の興奮伝導速度は，髄鞘の有無のほかに神経線維の太さとも関係があり，一般に線維が太いほど速く伝わる．

ニューロンとニューロン，ニューロンと骨格筋の接合部などの，神経が情報をやりとりする場所をシナプスと呼ぶ（図1-5）．活動電位が神経終末に到達すると，電位依存性カルシウムチャネルが開口し，Ca^{2+} が細胞内へ流入する．するとシナプス小胞がシナプス前膜へ移動して，その内部の神経伝達物質はシナプス間隙に放出（開口放出，exocytosis）される．神経伝達物質がシナプス後膜にある受容体と結合すると，受容体−チャネルが開口する．興奮性の神経伝達物質が放出されるとナトリウムチャネルが開口してシナプス後ニューロンの膜電位は脱分極を引き起こす．他方，抑制性の神経伝達物質が放出されると塩素イオンチャネルが開口してシナプス後ニューロンの膜電位は過分極を引き起こす．シナプスで神経情報の変換や統合を行うことにより，適切な情報を骨格筋に伝えることができる．

A.無髄神経

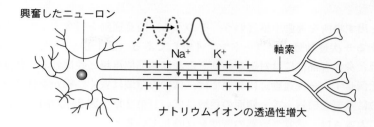

B.有髄神経

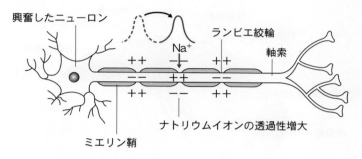

図1-4 無髄神経と有髄神経の活動電位の伝導

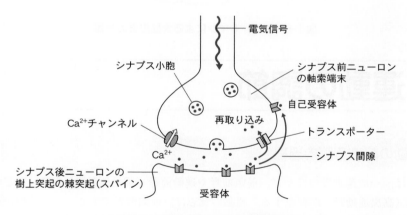

図1-5 シナプスにおける神経伝達

4　運動中枢

　運動の指令を出す場所を運動中枢という．そのうち，随意運動を指令するのが大脳皮質の前頭葉の中心溝の前にある一次運動野（ブロードマン4野）である（**図1-6**）．一次運動野および一次体性感覚野内の小領域と身体各部位には対応があり，これは体部位再現と呼ばれる．体部位再現は実際の体部位の広さに比例せず，一次運動野においては，体幹の領域は狭く，細かな作業をする手の指先や言葉を発声するのに重要な口唇，舌，顔面の領域は広い（第2章　**図2-13左**）．一次体性感覚野における体部位再現の大きさは，感覚受容器の密度を反映している．

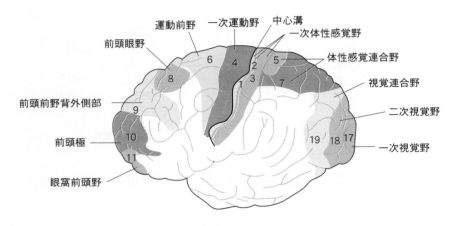

図1-6　ブロードマンによる大脳皮質の分類

02 運動の調節

1　随意運動の起こる脳内過程

　大脳皮質には，一次運動野のほかに，前頭前野や運動前野（補足運動野，6野）などの随意運動に関連する領域（高次運動野）が存在する．運動の意志は，前頭前野で生じ，その情報が運動前野に伝えられると，ここで運動の計画が立てられる．目的に応じた運動を組み立てるために，運動前野は絶えず大脳基底核と小脳に信号を送り，姿勢や過去の運動プログラムなどの必要な情報を送り返してもらいながら，運動の精度を上げていく．すなわち，大脳基底核と小脳は，末梢からの感覚情報をフィードバックによって伝えられる実際の運動と，中枢からの指令によって意図された運動とを比較し，これらがうまく合っていない場合には，無意識のうちに瞬時に運動指令の内容を修正し，筋活動を増減させる．このように運動の学習や，動作を滑らかに行うためには，大脳基底核と小脳の働きが不可欠である．小脳と大脳基底核に伝達された情報は，視床を中継した後に，皮質にフィードバックされて精緻な運動プログラムが生成される．生成されたプログラムに基づく指令は，一次運動野から下行性伝導路を介して骨格筋に伝達される．

2　中枢内の下行性伝導路

　大脳皮質からの運動指令は，皮質脊髄路や皮質延髄路を介して脊髄や脳幹に送られ，そこの運動ニューロンや神経回路に作用して運動を発現する（図1-7）．皮質脊髄路は脳内最大の下行路で，延髄の錐体を通ることから錐体路とも呼ばれる．皮質脊髄路の主要な線維群は，一次運動野にみられるベッツ細胞と呼ばれる大型（直径60µm）の神経細胞から始まり，それらは活動電位を高速（70 m/秒）で脊髄に伝える．皮質脊髄路の90～95％が延髄の錐体で交叉して対側の外側皮質脊髄路を下行する．つまり右脳は左体側部の運動を主に調節し，左脳は右体側部の運動を主に調節する．

　他方，皮質延髄路は，頭や顔への運動指令を伝える経路で，脳神経の運動神経核へ至る．すなわち，表情筋，外眼筋，咀嚼筋，舌筋などへの運動指令を伝える．一次運動野は運動指令を送る際に，脳幹や脊髄に存在する協調運動を司る神経回路を活用している．複雑な随意運動を指令するときに，1つ1つ指示する必要はなく，いくつかの神経回路を組み合わせて駆動することで複雑な運動を実現している．

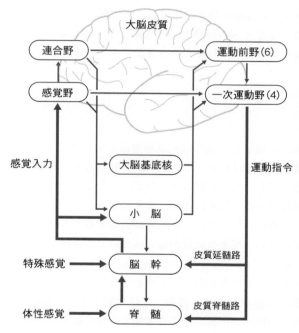

坂井建雄，河原克雅　編，「人体の正常構造と機能（第3版）」，日本医事新聞社，2017

図1-7　運動の階層的制御機構

3　運動神経と運動単位

　脊髄前角のアルファ（α）運動ニューロンは骨格筋を直接支配する神経細胞である．この細胞から出る軸索は，脊髄前根を出て末梢神経となって骨格筋に至る．その先端は何本かに分岐していて，それぞれの枝が1本の筋線維と連結している．したがって，1つのα運動ニューロンは複数（数本から1,000本）の筋線維を支配していることになる．1つのα運動ニューロンとそれが支配する何本かの筋線維は1つの機能体であり，運動単位と呼ばれる（第3章　図3-5参照）．

　脊髄のα運動ニューロンが上位運動ニューロンからの活動電位を受けると興奮し，自らの活動電位

を送り出す．この活動電位が軸索を通って筋の中の神経終末部に達すると，終末部から神経伝達物質のアセチルコリンを放出し，筋線維内に一連の変化を引き起こし，その結果筋が収縮する．

　1つの運動単位に含まれる筋線維の数は運動の調節性と関係があり，その数が多いと粗雑な調節しかできないが，その数が少ないほど繊細な調節が可能になる．例えば，手先や眼球を動かす筋は繊細な動きを要する部分であり，1個の運動単位に含まれる筋線維の数が最も少ない．これに対して，背中や臀部の運動単位は筋線維の数が多く，そのため微妙な調節が困難である．

　α運動ニューロンの1発の活動電位で生じる筋収縮（単収縮）の速度は，運動単位によって異なる．一般に，単収縮力の弱い運動単位は収縮速度が遅く，単収縮力の強い運動単位は収縮速度が速い．また，運動単位のタイプによって発揮される張力特性は異なる．すなわち，太い軸索をもつ運動単位は，細い軸索をもつ運動単位と比べて，太い筋線維を数多く支配するために大きな張力を発生するが，疲労しやすいという特性をもつ．筋全体の力を大きくするためには，動員される運動単位の数を増加させる方法と各運動単位の活動電位の発射頻度を増加させる方法とがある．筋が弱い力を出すときには，細い軸索をもつ小さなサイズの運動単位だけが働く．発生する筋力が増すにつれて徐々に太い軸索を持つ大きなサイズの運動単位が動員されるようになり，同時に個々の運動単位の活動電位頻度も高くなる．このことをサイズの原理という（第3章　図3-6参照）．一般に，弱い力を出すときには持続性が求められるので，疲労しにくい小さなサイズの運動単位から先に活動させるのは合目的的である．

4 反射と運動

　筋と腱の内部には，張力を感知して筋の収縮状態を反射的に調節する固有受容器が備わっており，それぞれ筋紡錘および腱紡錘と呼ばれる．これが刺激を受けると，興奮して活動電位を発する．この活動電位は感覚神経を通って上行し，脊髄に送られる．これによって脊髄のα運動ニューロンが興奮し，この活動電位は運動神経を通って筋に達し，筋を収縮させる．このように刺激に対して無意識的に起こる一連の反応を，一般に反射と呼ぶ．私たちが運動するときは，多くの場合意識的になされるが，その場合にも意識下において種々反射が起こっていて，運動を円滑かつ効率的に遂行するのに重要な役割を果たしている．

　伸張反射は，筋を伸張するとその筋が収縮しようとする反応のことである．その代表的なものとして，膝を軽く叩くと大腿の伸筋が収縮する結果，下腿が挙上する膝蓋腱反射がある（図1-8 A）．膝蓋腱反射は，大腿四頭筋中の筋紡錘が筋の伸張を感知する受容器として働き，ここから出る感覚神経（Ia線維）の活動電位が入力となって起こる．Ia線維は脊髄前角のα運動ニューロンと直接シナプス接続し，運動神経を興奮させて大腿四頭筋を収縮させる．この反射が起こっているとき，拮抗筋である大腿二頭筋は抑制を受けて収縮しにくくなっている（図1-8 B）．この抑制は，Iaの分枝が1個の介在ニューロンを経て，拮抗筋を支配する運動ニューロンに抑制性シナプス後電位を発生させることによって起こる．つまりこの反射は筋の長さを一定に保つように働く．例えば，真っ直ぐに立っているとき，体が傾くと下腿三頭筋が引き伸ばされて伸張反射が働いて張力を発生し，傾いた身体を元に戻す．伸張反射は姿勢を保持するときに働く抗重力筋でよく発達している．

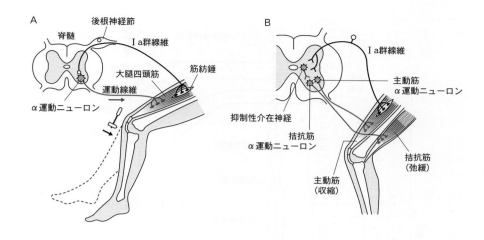

図1-8　伸張反射の代表例である膝蓋腱反射（A）と拮抗抑制（B）

　ジャンプやダッシュをする際には，下肢の筋が体重を受け止めて元の状態に跳ね戻そうとするため，筋は伸張された後に短縮する．このような伸張性と短縮性の筋活動の組み合わせは，伸張－短縮サイクル（Stretch-shortening cycle：SSC）と呼ばれる．着地の際に筋が急速に伸張されることで筋紡錘が活性化され，伸張反射が起こるために脚伸展パワー出力が増大する．ジャンプを瞬間的に繰り返し行うリバウンドジャンプはSSC運動の1つであり，ジャンプ力を高めるためのトレーニング（プライオメトリックトレーニング）として用いられる．

03　運動と自律神経

1　交感神経と副交感神経

　自律神経系は，意識と関係なく働き，体液および内臓各器官の状態を感受し，その情報を求心性神経を介して中枢に送り，遠心性神経を介して平滑筋，心臓，消化管の外分泌腺，汗腺，副腎および一部の内分泌腺に適切な命令を送り，それらの活動を微調節する．運動を実行するための裏方として常時働いている神経系である．

　自律神経系の遠心路は，交感神経系と副交感神経系の2つに分けられる．交感神経と副交感神経は，1つの臓器に対してそれぞれ逆の反応を引き起こす場合が多い（拮抗性二重支配）．自律神経は中枢（脳幹，脊髄）から効果器に至る間の自律神経節でシナプスをつくる（図1-9）．中枢側ニューロンを節前ニューロン，シナプス後の効果器側のニューロンを節後ニューロンという．節前ニューロンの放出する伝達物質は，交感神経と副交感神経のいずれにおいてもアセチルコリン（ニコチン作動性受容体）である．節後ニューロンの放出する伝達物質は，多くの交感神経ではノルアドレナリン（アドレナリン作動性受容体）であり，副交感神経ではアセチルコリン（ムスカリン作動性受容体）である．例外として，汗腺は交感神経の節後ニューロンによって支配されているが，その伝達物質はアセチルコリン（ムスカリン作動性受容体）である．ただし自律神経の終末には上記のような主要な伝達物質以外に，さまざまなペプチドなども分泌されて微妙な調節にあたっている．

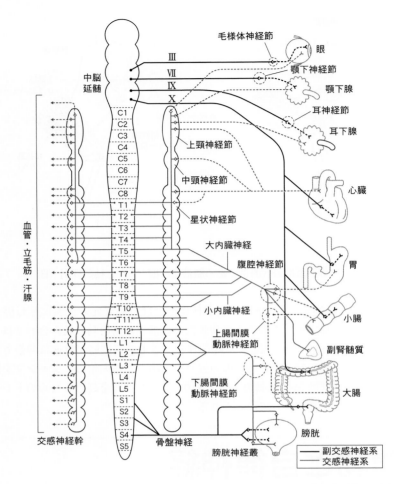

朝山正己他著，「イラスト運動生理学（第5版）」東京教学社，2019

図1-9　自律神経の分布

2　運動時の自律神経活動の変化

　交感神経系は，身体の活動を支援し，内部環境を活動に適した状態に整える．これに対して，副交感神経系は，身体を休息させ，栄養補給に適した状態に整える機能を果たす．したがって一般的にいえば，強い運動では交感神経活動は亢進し，副交感神経活動は抑制される．反対に，ゆっくり食事をしているときには交感神経活動は抑制され，副交感神経活動は亢進する（**図1-10**）．骨格筋の血管運動を調節する筋交感神経活動は，上位中枢からの指令（セントラルコマンド），筋の機械受容器や代謝受容器，血圧受容器などからの情報によって影響され（第5章　**図5-7**参照），軽強度の自転車運動では安静時よりも低下し，運動中は強度の増加に伴って上昇する（**図1-11**）．

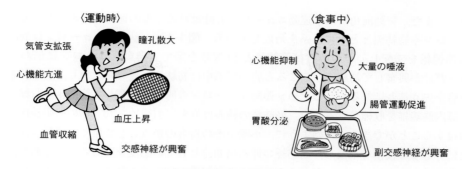

図 1-10　交感神経と副交感神経の役割

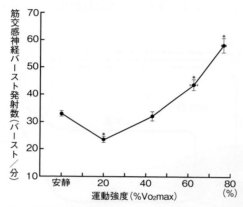

値は平均値と標準誤差で示す. ＊は安静値との有意差
（p＜0.05）を示す.

図 1-11　自転車運動時の運動強度と筋交感神経活動の関係

04 トレーニング効果

1 運動学習

　初めての動作や未熟な動作では，大脳皮質の一次運動野（４野）からの指令が優勢であり，これが直接運動を支配しているため，１つひとつの動作に意識が関与し，円滑さを欠き，ぎくしゃく行われる．しかしトレーニングを重ねるうちに６野や８野の支配が強くなり，それにともなって１つひとつ動きに意識を払わなくても無意識的に反射的に行われるようになる．これが運動学習である．これには小脳や大脳基底核の働きが大きな役割りを果たしている．小脳や大脳基底核は，脊髄との間に直接的な経路はないが，主に大脳皮質や脳幹との間でループ経路を形成して情報をやり取りし，運動学習や運動の調整に関わっている（図 1-7）.

　一方，筋紡錘は筋の伸張状態を感知し，その情報を α 運動ニューロンや脊髄より上位の中枢にまで

伝えている．また，脊髄前角にはγ運動ニューロンと呼ばれる小型の運動神経細胞があり，これがα
運動ニューロンや筋紡錘とともにγ系を形成している（**図1-12**）．γ運動ニューロンは筋紡錘の中に
ある錘内筋線維を支配し，その興奮は筋紡錘とIa線維を経てα運動ニューロンに伝わる．α運動
ニューロンだけが興奮して筋収縮が起こると筋の短縮中に筋紡錘が無負荷となり，筋の伸張検出器と
しての機能を失うことになる．そのためγ運動ニューロンも同時に興奮して筋線維の収縮に平行して
筋紡錘の錘内筋線維を収縮させるので，筋紡錘の緩みは直ちに引締められ，筋の伸張検出器としての
機能を回復することができる．このように，小脳をその指令の拠点として働くγ運動ニューロンは筋
長の変化に対応する役割を果たし，筋紡錘の伸張検知器としての感度を高める．すなわち，γ系は筋
の緊張や体の動きを中枢にフィードバックして，より円滑で効率的な動きができるようにするのに役
立っている．運動学習が進むにつれて，この系の関与がしだいに支配的になり，初めは考え考え行っ
ていたぎこちない動きが，トレーニングを重ねるうちに自動化され，無意識的に円滑にかつ効率的に
なされるようになる．

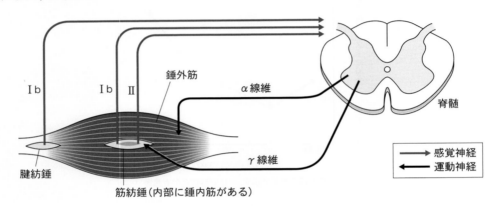

図1-12　ガンマ（γ）運動ニューロンによる錐内筋の調節

2　運動と認知機能

　老化に伴い記憶力を含めた認知機能は低下する．しかし，運動を日常的に行うことによってその機
能低下を抑制できる．運動が認知機能の低下を抑制する機序には，複数の要因が関与する．大脳皮質
や海馬などの記憶に関係する脳部位へのアミロイドβたんぱくの蓄積は，アルツハイマー型認知症の
発症原因とされており，運動はその蓄積を抑制する．また，神経新生，血管新生およびシナプスの可
塑的変化も関与する．すなわち，海馬では新しく脳神経細胞が作られる神経新生や血管が増殖する血
管新生が認められ，運動によりこれらが促進される．さらに，海馬では，運動により樹状突起のシナ
プス数を反映するスパイン数が増加し，シナプスの構造的変化が生じる．運動トレーニングにより脳
の血管網が増えた部位では，神経の成熟化が生じ，記憶を含む認知機能に関わる新たな神経細胞が生
まれる．これらの機序以外に，糖尿病や高血圧などの生活習慣病は認知症の危険因子であることか
ら，運動による生活習慣病の予防が認知症の発症リスクを低下させることも，運動が認知機能の低下
を抑制する理由である．

3 レジスタンストレーニングによる神経系の適応

　レジスタンストレーニングによる筋力の向上は，神経系と筋の適応による．神経系の適応はトレーニングを始めて早い段階で起こり，筋の肥大による適応はトレーニングを長く続けることが必要であり，いずれの適応もやがてプラトーに達する（**図 1-13**）．神経系の適応による筋力の向上には，動員される運動単位の数の増加と運動単位の発射頻度の増加が関与する．運動単位の発射頻度の増加には，トレーニングにより脱分極するための閾膜電位の低下，および活動電位発生後の過分極電位レベルの上昇が関与し，いずれも次の興奮までの潜時を短くすることで，高頻度で活動電位を発生できるようになる．

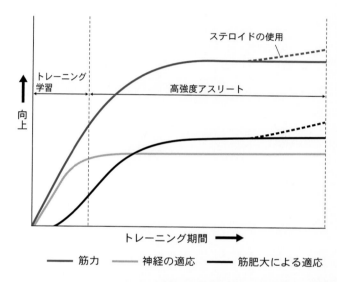

図 1-13　レジスタンストレーニングによる筋力増加の過程で生じる筋と神経の適応

(練習問題)

1. 中枢神経系と末梢神経系のそれぞれの分類について述べなさい．
2. 神経による情報伝達のしくみについて，次の語句を用いて説明しなさい．
   閾値, 活動電位, チャネル, 神経伝達物質.
3. 随意運動を起こす神経経路について, 次の語句を用いて説明しなさい.
   運動中枢, 上位運動ニューロン, α運動ニューロン, 骨格筋
4. 運動単位とサイズの原理について説明しなさい．
5. SSCを成立させる要素の中で神経系の役割を説明しなさい．
6. 運動学習のしくみについて, 中枢神経系と末梢神経系で生じる適応から説明しなさい.
7. レジスタンストレーニングによる筋力の増大に対する神経系と筋の適応の貢献について説明しなさい.

第2章 運動と感覚

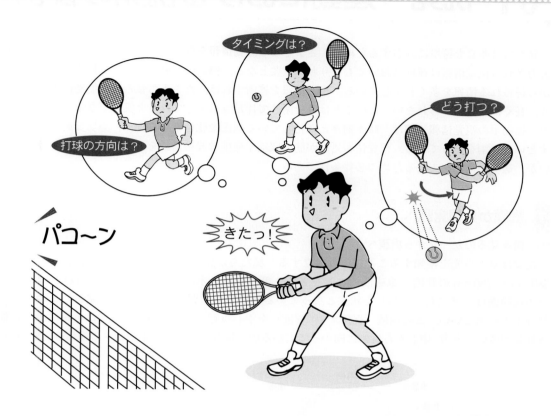

　私たちが運動をする際，さまざまな感覚情報を利用している．それは眼や耳から得られる外界からの情報や，自身の身体がどのような状態にあるかを把握する内部感覚の情報である．例えば，向かってくるボールを打ち返すという動作を行う際，ボールの移動方向，到達のタイミング，自分自身の位置情報，姿勢など複数の情報をほぼ自動的（無意識的）に認識して，適切な動作をしている．しかしながら，私たちの認識した感覚情報は，目前にある外界情報をそのまま認識したものではない．認識された感覚情報と現実世界との間にはズレが生じており，それは私たちが気づかないところで常に存在している．多様な状況変化に対して柔軟に対応するため，私たちの脳は膨大な情報の中から必要な情報を抽出して素早く処理している．

　本章では，感覚情報処理と運動制御のしくみにふれ，円滑な運動を実行するための感覚―運動システムについての理解を深めることを目標にする．

学習目標

1. 運動に関わる視覚情報処理の基本を理解する．
2. 運動に関わる聴覚情報処理の基本を理解する．
3. 運動感覚と運動コントロールの基本を理解する．
4. 情動が運動機能へもたらす影響について理解する．

01　視覚—運動における視覚の役割

　私たちは多様な環境に適応するために，さまざまな感覚情報を取り込んでいる．その中でも眼から入力される視覚情報は運動においてもとりわけ重要となる．例えば，直立姿勢を維持するために，眼から得られる情報を多く利用している．視覚情報を遮断すれば，たちまち私たちの姿勢は不安定となり，長くは立っていられない．このことは目を閉じて片足立ちをしてみると実感できるであろう．また，運動中の視覚情報処理は，時々刻々と変化していく状況変化を素早く捉え，適切な動作を引き出すという役割を担っている．視覚情報処理が筋の収縮や交感神経系活動を直接引き起こすわけではないが，適切な運動を支えるための必要条件である．

1　網膜から視覚野へ

①　何を見るのか—光から網膜へ
　視覚は眼から光を検知することにより成立する．私たちが見ることのできる光を可視光線といい，380 nm ～ 780 nm の範囲の電磁波のことをさす．可視光線は水晶体を通して網膜に投影されるが，その網膜像は上下左右が反転した状態となっている（**図2-1**）．最も詳細な情報を見ることのできる部分を中心窩といい，この領域（視角 ± 10° 程度）を中心視野という．中心視野では色を検出する錐体細胞が多い．一方，中心から外側に向かって広がる周辺視野では明るさを検知する桿体細胞が多い．

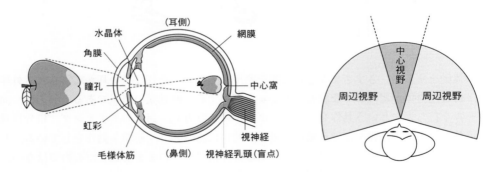

図2-1　眼球の構造（左）と中心視野（右）

②　網膜から一次視覚野（V1）
　私たちが認識している視覚情報は，網膜上に映し出された像（網膜像）と同じではない．光刺激を受けた網膜細胞は網膜像を電気的信号に変換する．その信号は視神経を通じて視交叉に伝えられ，視床にある外側膝状体に伝達される．このとき，中心窩より外側（耳側）の網膜からの情報は同側の，内側（鼻側）からの情報は対側の外側膝状体を経由し一次視覚野に伝達される．したがって，両眼ともに左視野の視覚像は右脳へ，右視野の情報は左脳へ伝えられる（**図2-2**）．また視索の一部は中脳の上丘に投射されており，とっさに方向転換するなど，非意図的に生じる自動化された運動コントロールにも関与している．

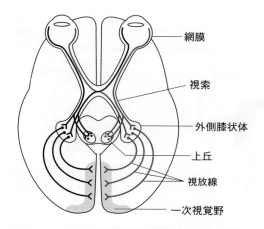

図 2-2　網膜から一次視覚野への伝達経路

　視野は水平方向に ± 100 度，上下方向に ± 60 度程度であるが，空間的位置の違い（中心視野領域と周辺視野領域の違いなど）によって対応する一次視覚野内の部位も異なっている（網膜部位局在性）．中心視野に対応する領域は視野範囲の割に広いことから，より詳細な視覚的処理を行うことができる．特に ± 3 度（観察距離 50 cm で直径 5.25 cm の範囲に相当する）では，色や形の感度が高い．一方，周辺視野は明るさや動きに対しての感度がよいが，文字や色を認識することは得意ではない．例えば，周辺視野にある文字を読もうとした場合，文字の存在は検出できても何が書かれているかは認識できないはずである（図 2-3）．

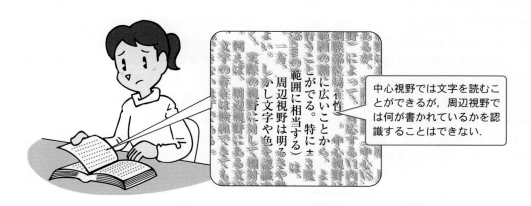

図 2-3　中心視と周辺視の見え方の違いのイメージ

2　形態と空間を認識する

　視対象の認識は，視対象の色や形を処理する形態認識（「なに」経路）と，動きや位置などの空間認識（「どこ」経路）が別々に処理され，これらの情報を統合することによって成立する（図 2-4）．

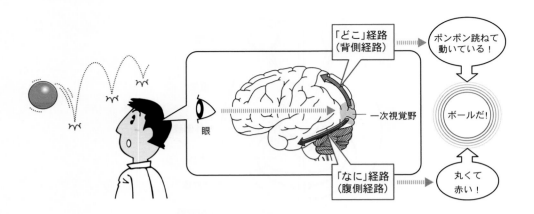

図2-4 視覚情報の「なに」経路（腹側経路）と「どこ」経路（背側経路）

「なに」経路では物体の色や形が処理される．文字や記号を読み取る際，線分の長さや傾き，さらにはその組み合わせを判断するなど，視対象の詳細な分析が必要となる．下側頭葉を損傷すると，見た物体が何であるか認識できなくなる，視覚失認という障害が生じることが知られている．しかしこのような障害を有していても，物体が動いていたり触ったりするなど，色や形態以外の情報を与えることによって何であるか同定できる場合がある．

「どこ」経路では物体の動きや空間的位置が処理される．一次視覚野から情報を受けると頭頂葉付近にある五次視覚野（V5）にて物体の動きを認識する．この五次視覚野を損傷すると，物体の動きの認識ができなくなる障害が発生する（運動盲）．このような症状を有する患者は，移動している自動車を断片的にしか認識できないため，離れていた自動車が次の瞬間に気づいたときには目の前にいるといった知覚体験が起こる．

さらに五次視覚野からは運動野へ向かって投射する経路の存在も確認されている．視覚情報に基づいた運動制御として，到達運動（物体へ手を伸ばす），把持運動（物体を手でつかむ）などがあるが，これらは空間認識をした上で手指をコントロールすることが必要である（図2-5）．例えば，頭頂葉を損傷すると，物体が何であるか認識できるが，その物体を手でつかむことができなくなる．すなわち，「どこ」経路によって，自分と対象物との距離感の判断が可能となり，その状況に応じて適切な運動を実行することができる．

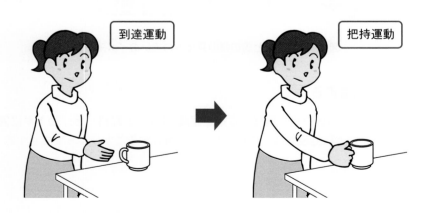

図2-5 視覚的手がかりによる運動の調整 到達運動と把持運動

コラム1　運動と視覚機能の発達（Helt & Hein らの実験）

　正常な視覚機能には自発的な運動が不可欠であることが知られている．生まれたばかりの2匹の子猫を暗闇の中で飼育したのちに**図2-6**のような装置に入れた．この装置では，一方の猫が歩くと回転式のゴンドラに乗ったもう一方の猫も同時に動くというしくみになっている．すなわち自発的に歩く猫にのみ，自身の動きによる視覚刺激が変化するという環境である．このような飼育環境において，2匹の猫にどのような違いが生じるだろうか．両猫ともにほぼ同じ視覚環境であったにもかかわらず，自ら歩くことができた猫だけが，視覚と運動との協応動作を学習することができるようになる．例えば，猫を拾い上げて物体に衝突させようとすると，自発的歩行を経験した猫だけが足を出して衝突を避けることを学んだ．このように，正常な視覚機能の獲得には，視覚刺激の変化と連動した自発的運動が不可欠である．

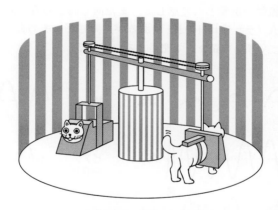

図2-6　視覚－運動協応の発達

02 聴覚

　耳から得られる音の情報も，状況変化の検知や言語的コミュニケーションなど周囲の環境への適応に重要な感覚情報である．そして運動にもさまざまなかたちで関わっている．例えば，スタート音を聞き取って素早く走り出す，声や打球音などの音が発生した方に向かって身体を方向転換させる，音楽のリズムに合わせてダンスをするなどがあげられる．このように聴覚情報は視覚とは異なる方法で運動をサポートしている．

1　鼓膜から聴覚野へ

　私たちは特定の範囲の空気振動を音として感じている．その範囲は1秒間に20〜20,000回（20 Hz〜20,000 Hz）の振動数（ピッチ）であり，ピッチが増す（周波数が高くなる）と高音に感じる．ただし20,000 Hzを超えるピッチは認識できない．振動の幅（振幅）は音の大きさとして感じられ，デシベル（dB）で表される．振幅が大きくなると大きな音に感じるが，その上限は120 dBである．その範囲を超える振幅は振動や衝撃として感じる．また同じ高さの音であっても，その音色は楽器によって異なる．例えばA（ラ）音は440 Hzであるが，同じピッチの音でも楽器が異なれば，それぞれに特徴的な音波を発し，音色も異なって聞こえる（図2-7）．

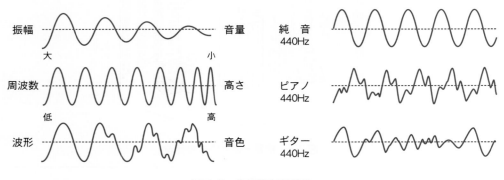

図2-7　音の物理的特性

　耳介によって集められた空気振動は鼓膜を振動させ，鼓膜の内側（中耳）にある耳小骨が振動を増幅し蝸牛へ伝える．伝えられた振動は蝸牛内部の基底膜にある有毛細胞を刺激し，電気的信号に変換される．この信号は聴神経を伝わり蝸牛神経核から上オリーブ核へと伝達される．このとき右耳から伝えられた信号は左の上オリーブ核，左耳から伝えられた信号は右の上オリーブ核に伝えられ，そのまま耳の位置と反対側の下丘→内側膝状体（視床）→一次聴覚野（A1）へ伝達され，音として意識的に知覚できるようになる（図2-8）．

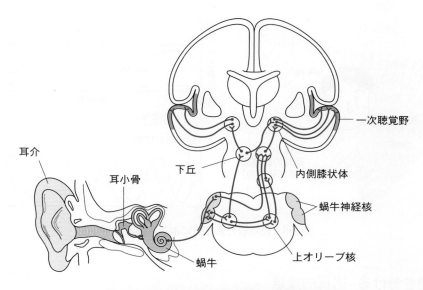

図 2-8　鼓膜から一次聴覚野への伝達経路

　一次聴覚野では音の高さや音色など，詳細な音の分析がされる．また左脳（左利き者の約 15％程度は右脳）の一次聴覚野に隣接するように言語的処理を担う感覚言語野（ウェルニッケ野）がある．聴覚処理は言語情報処理にとっても重要な役割を果たしている．

2　音源位置の特定–音源定位

　音の発生源を判断することも，状況変化に対応するための重要な機能である．フットボールや野球のように広いグラウンドで行う競技では，声による指示やボールの打音がどこから聞こえてきたのかを検知することが，次の動作を選択する手がかりとなる．このように，音の発生方向を識別することを音源定位という．

　音源定位は左右の耳が異なる場所に位置することが関係している．ある音が左右の耳介に届く際，耳の配置の違いによって音波の到達時間（位相差）や強度（音圧差）にわずかな差をもたらす（図 2-9）．この左右の音波の違いが音源の位置判断（音源定位）に利用されている．例えば，左方向から発せられる音波は，左耳へは直線的に伝わる一方，右耳への音波は頭部に遮蔽されることにより，わずかな位相差と音圧差が生じる．これらの差を統合し，精密な音源定位を行っている．またこの情報は上丘にも投射され，視覚や体性感覚からの位置情報と統合され，音源方向への視線移動などの運動実行に利用される．

　しかし，音源定位の精度はすべての音に対して一定ではなく，音源方向や音の高さによっても異なる．例えば，水平方向の判断は比較的容易であるが，前後や上下の判断は難しくなる．これは両耳の位置が関係しており，前後や上下方向の違いは水平方向に比べ音圧差や位相差が生じにくいことに起因する．また，音のピッチによっても異なり，低音の音源定位は高音に比べ難しくなる．これは，高音に比べ低音は遮蔽物に対して曲がりやすい（回折）ため，左右の音圧差が小さくなることが影響する．

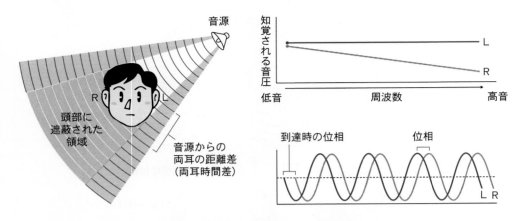

図2-9　位相差と音圧差による音源定位

3　音を聞き分ける−選択的注意

　私たちは一次聴覚野に伝えられた音情報の中から，その一部を意識的または無意識的に取捨選択している（選択的注意）．例えば電車で移動中，複数の場所からさまざまな音情報が聞こえてくる状況を想像してみよう（**図2-10**）．適度な音量であれば，会話をしている人たちに近づくことなく内容を聞き取ることができるはずである．つまり，その雑多な音情報の中から，一部の内容に意識を集中させて聞き取ることが可能であろう．また市街地を散策しているときに，突然，自分の名前が後方から聞こえてきた場合はどうであろうか．恐らくつい後ろを振り返ってしまうはずである．これは自分に関連性の高い単語が聞こえると，自動的に注意を音源方向に向けてしまうことによる．聞く（聴く）という機能は，単に音を感じるだけでなく，必要な情報を選択することまで含まれる．

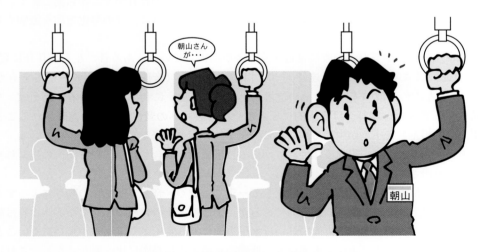

図2-10　音の認識における選択的注意の役割

コラム2　聴覚情報が主役のスポーツ－ゴールボール

　多くのスポーツは視覚情報を主としているが，聴覚情報が唯一の手がかりとなるスポーツがある．パラリンピックに採用されている種目で，視覚障害者を対象にしたゴールボールである．この競技はアイシェード（目隠し）により視覚情報を遮断した状態で実施し，攻撃側は相手ゴールにボールを転がして投げることにより得点を狙い，守備側はゴールに向かってくるボールに対して全身を使って止めるゲームである（図2-11）．この競技の醍醐味は，視覚情報のない状態で，ボールの転がり音や鈴の音，またはプレーヤーの足音を手がかりに，ボールの移動方向を判断する点である．このとき，標的となる音に注意を向け，音圧差と位相差を手がかりにボールの転がり方向やタイミングを予測することが求められる．ブラインドサッカーも同じ要素を含んだ競技であり，これらは音源定位と選択的注意の機能を目一杯活かした競技といえる．普段から視覚情報に頼りがちな私たちに比べ，彼らの精緻化された聴覚機能がいかに優れているかがよくわかる．

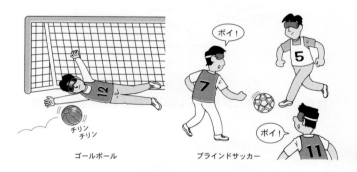

ゴールボール　　　　　　ブラインドサッカー

図2-11　聴覚情報を利用したアダプテッドスポーツ

03 運動感覚と運動のコントロール

　視覚や聴覚などの外界の感覚情報が運動には必須であるが，自身の身体の状態の感覚情報も適切な運動出力に重要な役割を果たしている．例えば姿勢維持においても，視覚情報に加え関節の角度など身体の状態を検知しながらバランスを維持している．適切な運動出力を得るためには，身体の内部情報と外部情報の統合が必要である．これらの機能は体性感覚野や運動野など，運動感覚や運動のコントロール機能を担う大脳半球のさまざまな皮質領域が関わっている（図2-12）．

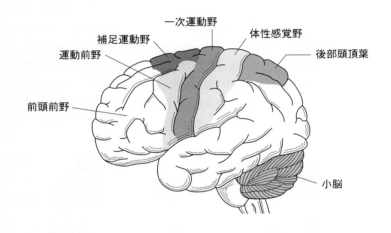

図 2-12　運動のコントロールおよび関連する大脳皮質領域

1 体性感覚野

　体性感覚には，物体の肌触り，温度，痛みなどの皮膚感覚と，筋や腱，関節などの運動器官からの深部感覚がある．後者は自己受容感覚ともいわれ，姿勢変化や動きを検出するなどの機能に関係している．これらの感覚神経を経由して伝えられた信号は，身体の左半分の情報が右脳，右半分が左脳の一次体性感覚野にそれぞれ伝えられる．

　体性感覚野には，身体部位と皮質領域とが対応する体部位局在性がある．これはカナダの生理学者である Penfield によって発見された．その注目すべき特徴は，対応する部位の大脳皮質の面積比が，体表面の面積比とは一致していない点である（図2-13右）．物体の形状を認識するなど詳細な（多くの）情報を知覚できる部位（唇や手）は，対応する大脳皮質の面積が広い．一方，形状の認識は困難で大まかな（少ない）情報しか知覚できない部位（脚や背中）は，大脳皮質上に占める面積が狭い．このような差異は，触二点閾検査によって調べることができる．

2 運動のコントロールと学習

　骨格筋は脊髄からの α 運動ニューロン（図1-8）からの投射によって収縮するが，その α 運動ニューロンは上位の中枢神経系からの制御を受けている．その中でも一次運動野，運動前野，補足運動野，小脳，大脳基底核など，多くの脳領域が運動のコントロールに関わっている．

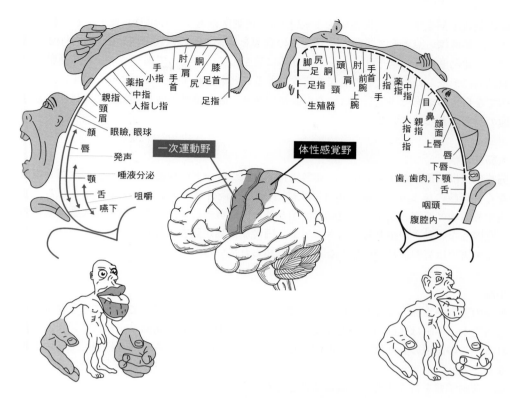

図 2-13　ペンフィールドのホムンクルス（小人）

① 一次運動野

一次運動野にも体部位局在性がある（**図 2-13** 左）．例えば，運動野に直接電気刺激を行うと，対側の対応部位の筋収縮が起こる．体部位局在性の特徴として唇や手の制御を司る領域の面積が広くなっているなど，体性感覚野と同様に，体表面の面積比と一致しないことがわかる．ヒトの場合，二足歩行によって手指の自由度が増加し，手指を精密にコントロールできる能力を獲得した．そのため，手指の制御を司る領域が発達したと考えられる．また発話などの言語機能の獲得が，多様な唇の動きの獲得につながったといえる．

眼球を司る部位も相対的に広いことがわかる．眼球運動は複数の神経支配（外転神経，滑車神経，動眼神経）を受けており，円滑かつ複雑な動きが可能である．これはさまざまな方向からの視覚情報を素早くかつ的確に獲得するために，多様な視線の動きを獲得してきたためであると考えられる．このように，私たちが日常的に複雑な動きを求められる部位ほど，運動を支配する皮質領域の面積比が高くなっている．

② 運動前野と補足運動野

運動系列の協応や計画が伴う場合に，補足運動野と運動前野が関わってくる．運動系列とは車の運転やキーボードのタイピングなど，複数の動作を連続的に行うことである．このような動作を行う際，動作目標を維持しながら，運動を実行することが求められる．補足運動野と運動前野は，頭頂連合野や前頭連合野を経由してきた視覚など他の感覚情報を受け，一次運動野へと伝達することによって運動系列の実行に役割を果たしている．

私たちが自分の意志で運動を開始する際，それを自覚する以前に補足運動野が活動的になる．運動

開始時の脳波を測定すると，開始の約1〜2秒前に運動準備電位と呼ばれる電位活動を観察することができる．興味深い点として，私たちが運動の意図を自覚するのは運動開始のわずか0.2秒前であるのに対し，運動準備電位はそれよりもかなり前に発生していることである．すなわち運動プログラムは無意識的に形成された後にその意図を自覚できることを意味する．このような事実は，私たちの行動すべてを自らの意志で決定してはいない証拠であり，脳と運動の研究において注目すべき今後の研究課題のひとつとなっている．

③　大脳基底核

大脳基底核は，運動のオン／オフ，姿勢維持，動機づけなどの機能を担う．大脳皮質と視床・脳幹をつなぐ神経核の集まりで，線条体（尾状核，被殻）・淡蒼球・黒質・視床下核からなる．他の運動に関連する領域と連携しながら，運動の開始と停止や姿勢維持に関わる．例えば大脳基底核の異常により，意図しない動きが生じるジストニアや，円滑な運動が阻害されるパーキンソン病が生じる．このような障害では姿勢維持が困難となることも知られている．

④　小脳

自転車の運転や水泳のような動作は，しばらくやっていなくても覚えていたことを経験したことはないだろうか．小脳は運動の学習と記憶に深く関わっており，非言語的で忘れにくい手続き記憶に分類される．この記憶のおかげで，一度学習した動作は，記憶してから時間が経過していても再現が容易となる．

新規の運動学習を行う場合，小脳は体性感覚野からの内部情報のフィードバックを受け，運動の指令と運動結果のズレを修正しながら，適切な運動の獲得に関与する．また円滑な動作のための微調整を要する運動にも関与する．例えば小脳を損傷すると，手先で行う細かい動作（手作業，書字など）を要する作業が困難になる運動失調が生じることが知られている．

3　運動における予測の効果

運動にとって，外界や体内の感覚情報を利用し，動作を決定する仕組みが不可欠であるが，それは単に感覚入力から反応出力までの一方向へ処理されるだけではない．次に何が起きるのか，またいつ起きるのかといった予測するという心の機能を私たちは持っている．この予測は運動の実行において促進的または抑制的に作用する．

位置に関する予測が反応の素早さに影響することが知られている．Posner（1980）は，左右のいずれかの枠にターゲットが出現するかに反応させる課題を用い（図2-14左），出現位置に先行して提示位置に関する手がかり（矢印）を操作して検討した．その結果，ターゲット提示0.3秒前にターゲットの位置と同方向に向く矢印を提示した場合，反応時間は短縮されるが，出現位置と反対方向を向く矢印を提示した場合は，反応の遅延が生じることを報告している．このように空間的な予測は，運動の反応潜時の短縮／延長に影響することがわかる（図2-14右）．

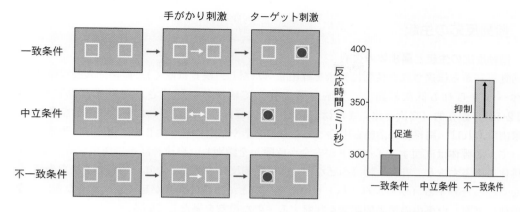

図2-14 先行する手がかりの一致／不一致が反応時間におよぼす影響

またタイミングの予測は後続する動作開始をサポートする．短距離走や競泳などのスタート時には，スタート合図の前にかならず，予告（ヨーイ！）がされる．このような予告信号はスタート合図（ドン！）の到来の予期を促すことになる．このとき，選手の脳波に随伴性陰性変動と呼ばれる脳電位が出現し（図2-15），数秒後に起こるイベントに応答するための準備状態を整える．この準備状態時（2〜4秒程度）においては，スタート合図に対して素早く反応しやすくなる．すなわちタイミングの予測は，後続の運動を開始するために最もよいコンディションを作り出している．

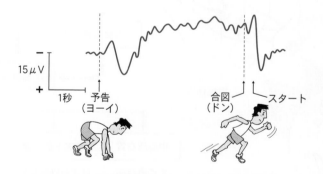

図2-15 随伴性陰性変動．スタート前の脳電位変化

04 情動と運動パフォーマンス

情動は感覚－運動システムに対して抑制的または促進的に作用する．不安や緊張感が高まれば，拍動回数の増加や筋緊張の状態が発生し，運動出力に対して抑制的に作用したり，誤った状況判断を引き起こしたりするなど運動パフォーマンスの妨げになる．反対に上手くコントロールできれば，適度な生理的興奮状態がよい運動パフォーマンスを引き出してくれる．ここでは感覚情報の入力後の情動反応が運動パフォーマンスに及ぼす影響について解説する．

1 情動反応の生起

① 情動反応の生起と扁桃体の役割

　感覚器官から伝達された情報は視床を経由し（ただし，嗅覚は除く），直接，大脳辺縁系にある扁桃体へ伝えられる低次経路と，大脳皮質を介して扁桃体に伝達される高次経路に分けられる（図2-16）．顕在的（高次経路）または潜在的（低次経路）に処理された情報が情動を喚起するような事由であれば，扁桃体の活動を中心とした身体反応や情動体験が生じる．例えば，恐怖条件づけにおいて，扁桃体は直面するイベントが安全か危険かを識別し，自律神経系に作用する．また反対に，扁桃体を損傷すると，有害生物（ヘビなど）への恐怖反応が消失したり，他者の不快な表情認識ができなくなったりする（ウェルバッハ・ビーテ病）など，生理的興奮が起こりにくくなる．すなわち，扁桃体は直面した事由の情動的要素を判断する主要な役割を果たしている．

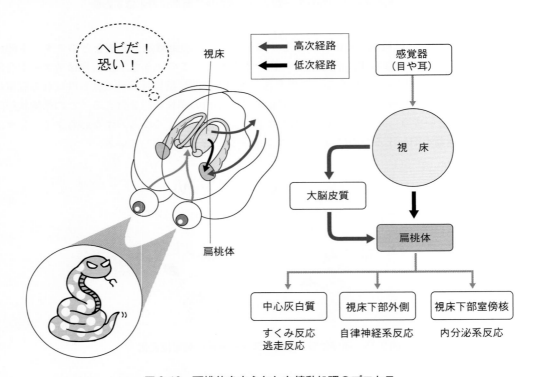

図2-16　扁桃体を中心とした情動処理のプロセス

　視床や大脳皮質から入力を受けた扁桃体は，中心灰白質，視床下部外側，視床下部室傍核に出力する．中脳にある中心灰白質は，すくみ反応や逃走反応に関わる．視床下部外側領域と室傍核は自律神経系，内分泌系反応に関与する（図2-16）．扁桃体は視床下部を介して交感神経系の興奮やアドレナリン分泌などを促すことから，結果として，情動反応が運動中の循環器系活動や筋収縮に促進的または抑制的に影響することとなる．

② 循環器系反応における情動反応

　情動は循環器系に対して2つのパターンをもたらす（表2-1）．1つは心拍数の増加を伴って心拍出量が増加するパターンである．このパターンは能動的対処型といわれ，闘争−逃走（fight or flight）

反応に分類される．日常場面では，なにか問題解決が必要なストレスフルな状況において，当事者が積極的に対処するような場合に観察される．もう1つは，血管収縮による全末梢血管抵抗の増加と心拍数の低下を伴う受動的対処型である．このパターンはすくみ行動（freezing）に類似していて，ストレスに対してじっと耐えるなど何も対処しようのない状況下などに観察されるパターンである．

表2-1　ストレス対処型と循環系の反応パターン

対処型	血　圧	心拍出量
能動的対処型	収縮期血圧の上昇 血　管 血流量の増加	上　昇 拍動数増加
受動的対処型	拡張期血圧の上昇 血　管 血管の収縮による末梢血管抵抗の増加	低　下 拍動数減少

　情動（emotion）と運動（motion）とは言葉も似ているが，生体反応においてもいくつか共通点がある．能動的対処型では運動中と同様に，分時心拍数の増加により心拍出量の増加が生じる．じつは，心理的興奮状態がほどよく高まっているときほどパフォーマンスの向上が生じることがある．これはヤーキーズ・ドットソンの法則といわれ，興奮の程度とパフォーマンスの関係が逆U字型になる（図2-17）．例えば短距離走などの筋パワーが重視される競技では，交感神経系活動の適度な興奮がよいパフォーマンスを引き出すといわれている．これは心理的興奮により心拍出量の増加が生じることによって，結果として骨格筋への血流量が増加し，末梢組織への酸素と栄養素の供給をサポートすることにつながる．

　しかし興奮状態が円滑な動作に抑制的に働く場合もある．例えば，繊細な技能を要する競技（ゴルフ，射的競技，フリースローなど）では強い筋収縮や血流の増加を必要としない．このような競技ではやや鎮静状態の方が不要な筋緊張を緩和することができ，よりよいパフォーマンスを引き出すことことにつながる．

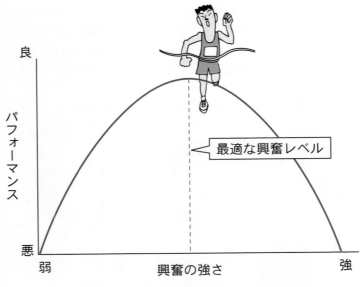

図 2-17　ヤーキーズ・ドットソンの法則

（練習問題）

1. 中心視野と周辺視野の機能的違いについて比較しなさい.
2. 視覚情報処理の「なに」経路（腹側経路）と「どこ」経路（背側経路）の役割について説明しなさい.
3. 選択的注意の機能について説明しなさい.
4. 体部位局在性について説明しなさい.
5. 運動制御にはどのような脳領域が関与しているのかあげなさい.
6. 情動体験と身体反応の関係についてその仕組みを説明しなさい.

column

コラム3　身体活動が認知機能に作用する

　私たちは通常意識することはできないが，情動は身体からのフィードバック情報の影響も受けている．例えば，"悲しいときに涙を流す"という反応は，悲しいから涙を流すのではなく，泣いているという身体変化を検知して"悲しい"という情動体験を生じさせるという仮説（末梢起源説，ソマティック＝マーカー仮説など）がある．このような考え方は，身体反応の興奮状態を検知することによって情動体験が生じるとしている．身体変化の検知には，前頭葉にある腹内側部や島皮質が関係しており，これらの部位の損傷により情動による身体反応の検出が低下することが知られている．

　身体活動が情動反応に作用するというしくみに従えば，身体活動の精神的健康への貢献も期待できる．例えば，陸上や競泳などでは，スタート直前に選手がストレッチなど身体をほぐすような動作をしている光景をよく見かける．これは筋の弛緩状態が脳にフィードバックされることによってリラックス感を促進しているかもしれない．また近年，認知症やうつ病などの予防や治療として運動を積極的に取り入れ，運動が症状の改善に効果的に作用するということが報告されている．身体活動から心理的機能の調整を促すというアプローチは，私たちの脳の機能にとって理にかなった方略かもしれない．身体活動からのフィードバック情報がもたらすこころの作用については，今後のさらなる研究が期待される．

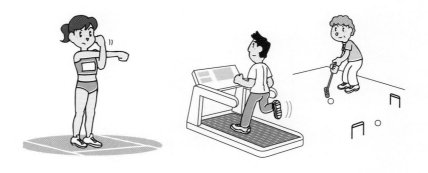

第3章 運動と筋肉

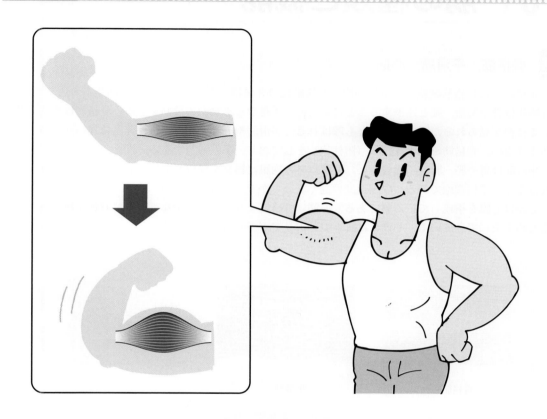

　日常生活で私たちが身体を動かすことができるのは，すべて筋の収縮によるものである．例えば，腕を曲げて力を入れると力こぶができる．この様子を手のひらで触ってみると，上腕の筋肉が収縮してふくらんでいることがわかる．この力こぶは骨格筋が収縮して力を発揮している様子をよく表している．さらに，骨格筋の収縮には，食物から得られた化学エネルギーが利用されている．はたして筋はどのような構造になっているのだろうか．また，筋はどのような仕組みで収縮し，筋収縮のためのエネルギーをどのように獲得しているのだろうか．トレーニングを行うと筋にどのような変化が生じるのか．

　本章では，運動に直接関係する骨格筋を取り上げ，筋収縮のメカニズムについて学習する．

学習目標

1. 筋にはどのような種類があるのかを理解する．
2. 筋がどのように収縮するのかを理解する．
3. 筋肉の収縮のためのエネルギーはどのように供給されるのかを理解する．
4. 筋の種類により異なる筋収縮の特性を理解する．
5. トレーニングによる筋の変化を理解する．

01 筋の種類と機能

1 骨格筋，平滑筋，心筋

　筋細胞には骨格筋細胞，平滑筋細胞，心筋細胞の3種類があり，その特徴は**図3-1**の通りである．骨格筋は骨や関節，腱と連携することによって，手足などを動かす役割をする．骨格筋は細胞全体にしま模様が見られるため，横紋筋とも呼ばれる．平滑筋や心筋と比べて収縮速度は速いが，持久力はあまりない．骨格筋細胞は線維状（円柱状）をしており，多核細胞である．

　平滑筋は胃や腸，膀胱，血管など，心臓以外の内臓諸器官を構成している筋である．平滑筋には横紋はなく，単核細胞である．収縮速度は遅くなめらかで，疲労しにくい．

　心筋は心臓を構成している筋である．心筋は骨格筋よりも横紋が少なく，常に収縮を繰り返しているため丈夫にできている．心筋にはミトコンドリアが多く含まれている．

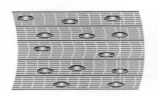
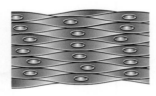
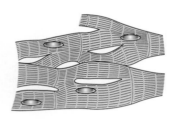

骨格筋　　　　　　　　　　平滑筋　　　　　　　　　　心筋

図3-1　筋細胞の種類

2 随意筋，不随意筋

　筋は神経支配によって随意筋と不随意筋に分類される．骨格筋は自分の意思で動きをコントロールすることができる随意筋である．大脳の運動野から皮質脊髄路や皮質延髄路を通じて脊髄前角にある運動神経細胞へ送られた信号が，運動神経によって骨格筋に伝えられて収縮を開始する．心筋と平滑筋は不随意筋であり，自分の意思ではコントロールできない．これらの筋は自律神経によって働きが調節されている．例えば，ひどく緊張した時には瞳孔が拡大したり，心臓の拍動が速くなったりする．

3 骨格筋の構造

　骨格筋は，外側が筋膜に覆われ，収縮性をもった多くの筋線維が束になって構成されている（**図3-2**）．筋線維は筋組織の細胞単位である（筋細胞＝筋線維）．1本の筋線維は多数の筋原線維の束からなり，筋線維鞘で覆われている．さらに筋原線維は，アクチンの細い線維（アクチンフィラメント線維）とミオシンの太い線維（ミオシンフィラメント線維）が交互に規則正しく配列されている．このために筋線維は横紋状に見える．横紋のうち明るい帯をI帯，暗い帯はA帯という．A帯の中央のやや明るい部分はH帯という．I帯の端はZ膜といわれる膜で仕切られおり，Z膜からZ膜までを筋節といい，収縮のための機能的単位となっている．筋節の長さは約2.2〜2.4 µmである．

　また，筋線維の中には，アクチンフィラメントやミオシンフィラメントのような収縮たんぱく質の他に，さまざまな機能を担う構造物（細胞小器官＝オルガネラ）が含まれている．例えば核は遺伝情報の保存，リボゾームは遺伝情報からたんぱく質へ変換（翻訳）する器官，さらにミトコンドリアはエネルギー工場であり，筋小胞体はカルシウムイオン（Ca^{2+}）の貯蔵庫，横行小管は細胞外の状態を筋線維の内部まで伝える管である．ミトコンドリアや筋小胞体はI帯付近に多く分布している．

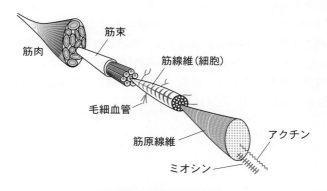

図 3-2　骨格筋の構造

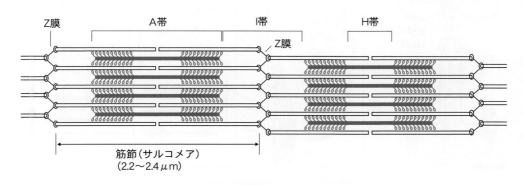

図 3-3　骨格筋細胞の微細構造と収縮の最小単位（筋節）

02 筋収縮の仕組み

1 骨格筋が収縮する仕組み

　大脳運動野からの指令が運動神経を介して電気的な興奮（活動電位）として筋線維へ伝えられ，骨格筋が収縮するまでの一連の作用を興奮収縮連関と呼ぶ（**図3-4**）．まず，大脳運動野からの活動電位が脊髄前角にある α 運動ニューロンを介して軸索を下降し，神経筋接合部へと伝わる．神経筋接合部と筋線維膜との間にはわずかな隙間があるため，活動電位は直接的に筋線維に電位を伝えられない．ここで活動電位の興奮伝達を仲介するものがアセチルコリンである．神経筋接合部の内部にはアセチルコリンが蓄えられている小胞がある．活動電位が神経筋接合部まで到達すると，その小胞が神経筋接合部の末端に移動し，筋線維との間隙にアセチルコリンが放出される．アセチルコリンが筋線維膜表面にあるアセチルコリンレセプターと結合することによって神経の興奮が筋線維膜に伝えられる．筋線維膜上に再び発生した活動電位は，筋線維膜全体に伝搬する．筋線維膜にはその表面から筋線維内部へ陥入した横行小管（T管）と呼ばれる管があり，活動電位はT管を伝って筋線維内部の筋小胞体（SR）まで伝播する．筋小胞体には活動電位に感受性をもつ受容体（ryanodine receptor）があり，受容体が活動電位を感知すると筋小胞体からカルシウムイオン（Ca^{2+}）が筋原線維内へ放出される．この Ca^{2+} がアクチンフィラメントにあるトロポニンCと結合し，これを契機にアクチンとミオシンの滑走を引き起こすために筋線維が収縮する．放出された Ca^{2+} が再び筋小胞体に取り込まれると，筋線維は弛緩状態に戻る．このように大脳からの指令が α 運動ニューロンに対する活動電位として伝えられ，活動電位の頻度に応じて，単縮（1回の収縮）から強縮（連続した持続的な筋収縮）まで，収縮状態を調節させながら力を発揮している．

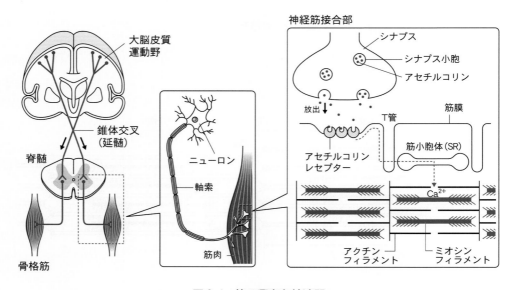

図3-4　筋の興奮収縮連関

2 運動単位と筋線維のタイプ

　興奮収縮連関に関わる α 運動ニューロンと軸索を介して神経支配されている筋線維を運動単位（Motor Unit）と呼ぶ．運動単位は筋の基本的な収縮単位である．α 運動ニューロンは脊髄に存在する．1 つの α 運動ニューロンの下には約 10～1000 本の筋線維が支配されている（**図 3-5**）．α 運動ニューロンが支配する筋線維数を神経筋支配比と呼び，この比率が大きい運動単位ほど大きな力を発揮できる．逆にこの比が小さい運動単位ほど，大きな力は出せないものの，巧緻性のある動き（指の動きや眼球運動など）が可能となる．

　また，運動単位は収縮力（収縮速度や発揮張力）と疲労耐性（張力の低下度）によって 3 つのタイプに分類される．ST（Slow-twitch）は，発揮張力が低く，収縮速度が遅いものの，その張力を長時間持続することができる．収縮速度が速く，発揮張力も高い Fast（F）タイプの運動単位は，その疲労耐性から FF（Fast-twitch Fatigable）と FR（Fast-twitch fatigue Resistant）に分類されている．FF は疲労耐性が低く，FR は疲労耐性に優れる．

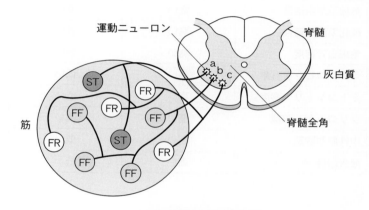

図 3-5　運動単位の概略図

　運動単位を構成する筋線維は同様に収縮特性に基づいて，遅筋線維（Slow-twitch fiber, Type Ⅰ 線維）と速筋線維（Fast-twitch fiber, Type Ⅱ 線維）に分類される（**表 3-1**）．ヒトの速筋線維はさらに Type ⅡA や Type ⅡX などのサブタイプに分類される．ラットなどの齧歯類では最も速筋型の Type ⅡB 線維が観察される．収縮特性に加えて代謝特性を加味した分類名称が SO 線維（Slow-twitch oxidative fiber），FOG 繊維（Fast-twitch oxidative glycolytic fiber），FG 線維（Fast-twitch glycolytic fiber）である．

表 3-1　筋線維の分類と名称

遅筋（ST）線維	速筋（FT）線維	
Type Ⅰ 線維	Type Ⅱ 線維	
Type Ⅰ 線維	Type ⅡA 線維	Type ⅡX 線維 （Type ⅡB 線維）
SO 線維	FOG 線維	FG 線維

　収縮や代謝特性に加えて，構造たんぱく質や栄養素（基質）などの相違点を**表 3-2** に取りまとめた．遅筋線維には，有酸素性代謝（後述）に関わるミトコンドリアや毛細血管密度などが多い．一方，速筋線維ではそれらが少ない代わりに解糖系酵素活性や ATP 分解酵素（ATPase）の活性が高い．通常，運動単位の分類と筋線維の分類はほぼ一致し，あるタイプの α 運動ニューロンが異なるタイプの筋線維を混在させて支配するようなことはない（**図 3-5**）．

表 3-2　筋線維タイプとその特徴

	遅筋線維 （Type Ⅰ）	速筋線維 （Type Ⅱ）
収縮速度	遅い	速い
クレアチンリン酸貯蔵	低い	高い
発揮張力	小さい	大きい
ATPase 活性	低い	高い
解糖系酵素活性	低い	高い
酸化系酵素活性	高い	低い
毛細血管密度	高い	低い
ミオグロビン含有量	高い	低い
ミトコンドリア密度	高い	低い
グリコーゲン貯蔵	高い	高い
中性脂肪貯蔵	高い	低い
疲労耐性	高い	低い

3 運動単位の活動様式（原理と法則）

　運動単位の動員には重要な原理と法則がある．その1つは「全か無かの法則（all-or-non law）」である．神経刺激がある閾値以上（細胞膜内電位が約 −50 mV）になれば活動電位（約 +50 mV）が生じて筋線維は収縮するが，閾値以下であると筋線維の収縮は全く起こらない．この法則によって，活動電位が一定の大きさで神経末端まで伝わり，その先の筋線維上の活動電位も端々まで伝播する．

　2つ目は「サイズの原理（size principle）」である．この原理は，運動単位が運動ニューロンの小さいものから大きいものへと順に動員されることを意味する（動員閾値の低いものから動員閾値の高いものへ）．実際の動作を例にすると，歩行，疾走，ジャンプと運動強度が高くなるにつれて（発起張力の増大に従って），運動単位の ST から FF へと動員される（**図 3-6**）．

　なお，筋の発揮張力は運動単位の動員数と活動電位の発火頻度に依存している．例えば，手などの小さな筋では最大随意筋力（Maximum Voluntary Contraction; 以下 MVC）の 30％〜50％ までは運動単位の動員数が主に張力を調節し，それ以上の収縮レベルでは，活動電位の頻度が主に張力を調節する．一方，下腿などの大きな筋では，収縮力の増加に伴って運動単位が動員され続ける傾向がある．

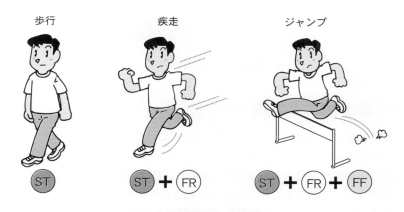

図 3-6　運動単位の動員様式

03 筋収縮に必要なエネルギー

1 アデノシン三リン酸（ATP）

　日頃の食事から摂取する栄養素，とりわけ糖質（炭水化物）や脂質は，そのままエネルギーとして利用されるのではなく，アデノシン三リン酸（adenosine triphosphate: ATP）というエネルギー化合物を合成するために必要とされている．ATP は生物共通の「エネルギー通貨」であり，筋収縮を含めたあらゆる生命活動（たとえば生体物質の合成，能動輸送など）は，ATP の分解によって生じる化学エネルギーによって支えられている．

　ATP はアデノシン（アデニンとリボースを含む化合物）に3個のリン酸が並列に結合した化合物であり，第2と第3のリン酸結合部（高エネルギーリン酸結合）にエネルギーが貯えられている（**図 3-7**）．身体運動は，ミオシン（それ自体が ATP 分解酵素活性をもつ）が ATP をアデノシン二

リン（adenosine triphosphate: ADP）に加水分解する過程（反応式（1））で得られる化学エネルギーを利用して，筋収縮という物理的エネルギーに変換することで成り立っている．

$$ATP \ + \ H_2O \ \rightarrow \ ADP \ + \ Pi \quad (1)$$

　安静時の筋に蓄えられている ATP は 5 mmol/kg と非常に微量である上，ATP 1mol 当たりの加水分解による発生エネルギーも 7.3 kcal/mol とわずかである．したがって，身体活動を持続するためには，その運動強度や時間に見合ったエネルギー（ATP）を収縮筋に速やかに供給するシステムが必要である．

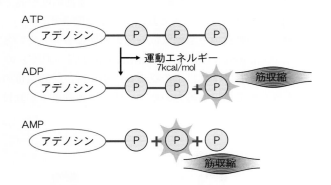

図 3-7　ATP の模式図

2　ATP を作り続ける 3 つの方法

　激しい運動を持続して行った際の ATP 総消費量は約 30 kg にも及ぶといわれているが，筋を含めて身体を構成しているあらゆる細胞に蓄えられている ATP の総量は約 100 g 程度と絶対的に少ない．そうであるならば，運動中に必要とされる莫大な量の ATP はどのように供給されているのであろうか．前項に記したように，筋細胞を含めたあらゆる細胞は細胞内の ATP 濃度を一定に保つ仕組みを備えている（エネルギーの恒常性）．そのことは活動筋の細胞内でも同様である．仮に，筋収縮にともなって ATP の消費量が亢進したとしても，極めて速やかに ATP の再合成を行っている（即時的な再補充）．以下に示す 3 つのエネルギー供給システムは ATP を速やかに再補充するための再合成経路である．

　ATP の再合成経路は，①ATP-PCr 系，②解糖系，③有酸素系の 3 つのプロセス（系）に分類される．その主な特徴を表 3-3 に示す．これらのエネルギー供給系の相対的な動員比率は，運動の強度や時間などによってダイナミックに変化する（後述）．①の ATP と PCr（クレアチンリン酸）の分解および，②の解糖系による ATP 供給経路は，酸素を利用せずに化学反応が進行するので，無酸素系（あるいは解糖系を無酸素解糖系（アネロビック系）と呼ばれる．一方，③の有酸素系は，文字どおり酸素を利用して糖や脂肪酸，たんぱく質から ATP を合成する系であり，有酸素系（酸化的リン酸化系，エアロビック系）と呼ばれる．

表3-3　3つのエネルギー産生機構とその特徴

エネルギー系	ATP-PCr系	無酸素解糖系	有酸素系
エネルギー産生速度	非常に速い	速い	遅い
利用基質	PCr（クレアチンリン酸）	グリコーゲン グルコース	糖質，脂質，たんぱく質
持続時間	10秒程度	30秒程度	無制限
主な運動	100m以内の短距離走，ジャンプ，投げる，蹴る	200〜800m走，100m競泳	マラソンなど1,500m以上の長距離走，ボールゲーム

①　クレアチンリン酸によるATP再合成

　筋収縮に必要とされるエネルギーを迅速に供給するためには，PCrを分解してATPを再合成する（反応式（2））．

$$ADP + PCr \rightleftarrows ATP + Cr \qquad (2)$$

　上記の反応（2）は酵素（クレアチンキナーゼ：CK）によって触媒され，通常は平衡状態（両方向への化学反応が起こっている状態）にある．CKの働きによって筋内ATP濃度は一定に保たれる．ATP-PCr系は運動時のエネルギー需要に対して，3つのエネルギー供給系の中で最も素早くATPを供給することができる．したがって，この系は短時間で爆発的なエネルギーを発揮するような運動様式，たとえばスプリント走やジャンプなどに重要な働きを果たす．ただし，PCrの筋内濃度は17mmol/kgとわずかな量しかないため，全力運動をこの系だけで支えるとすると10秒程度しか持たないといわれている．

　なお，低強度の運動中の筋でもATC-PCr系が働いている．その証拠に低強度の持続的な運動中のPCr濃度は，運動開始直後から安静値よりも低くなり，運動中はその低下したままの状態を保つといわれている．

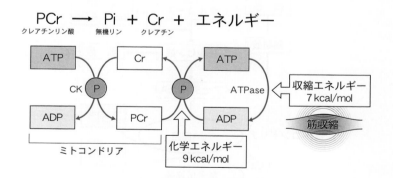

図3-8　ATP-PCr系の概略

②　解糖系によるATPの供給

　細胞質内で，糖質を一連の酵素反応によりピルビン酸（pyruvic acid）へ分解する代謝経路を「解糖系（無酸素解糖系）」と呼ぶ．解糖系の利点は，筋肉に貯蔵されているグリコーゲンや血中から取り込んだ糖（グルコースやフルクトース）を利用して，素早くATPを再合成できる点である．この

特徴により高強度の運動時に必要な ATP を素早く供給することができる．一方，エネルギー需要が高く，大量の糖質が分解されてピルビン酸が過剰に生成された場合には，そのピルビン酸は乳酸に変換され，細胞外に放出される．排出された乳酸は近くの骨格筋，あるいは心筋や肝臓などに取り込まれてエネルギー基質として利用される．なお，解糖系による「無酸素的代謝」は，筋細胞が無酸素状態に陥っているという意味ではない．筋内の酸素濃度にかかわらず，糖質が酸素の介在なしにピルビン酸まで分解されるという意味でもある．

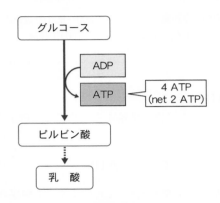

図 3-9　無酸素的解糖系の概略

③　有酸素系による ATP の供給

　有酸素系によって糖質から ATP を合成する経路は，前述の無酸素的解糖系によって生じたピルビン酸がミトコンドリアの中に取り込まれ，その後に続く一連の代謝プロセスを経て ATP を合成する経路のことである．したがって，有酸素系は酸素供給が十分でエネルギー需要に緊急性のない低強度の長時間運動において，主たる ATP 供給系としての役割を果たしている．

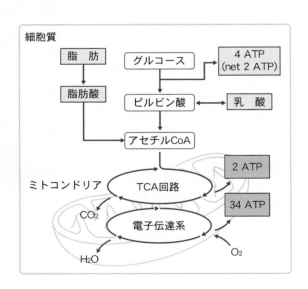

図 3-10　有酸素系の概略

3 運動の強度や時間と3つのエネルギー供給系の関係

　実際の運動場面では3つのエネルギー系が個別に働くことはなく，協調的にATPの合成に関わっている．**図3-11**は，運動強度（パワー）や運動時間と3つのエネルギー系の貢献度を示している．各エネルギー系の特徴と連動するように，短時間で高いパワー発揮を求められる競技や運動様式ではATP-PCr系が，また，パワー出力は低いが長時間の運動を要する競技や運動では有酸素系が大きく貢献する．解糖系はその間を取り持つように貢献する．解糖系が亢進する比較的高いパワー発揮の運動では，細胞内のpHが低くなりやすいので，長時間続けることは困難である．

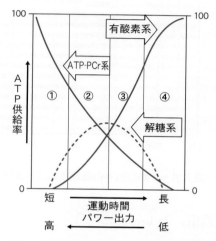

領域	運動時間	エネルギー系	競技種目の例
①	～30秒	ATP-PCr系	走り幅跳び，砲丸投げ，100～200 m走，バットやラケットのスイング，サッカーのゴールキーパー
②	30秒～1分30秒	ATP-PCr系 解糖系	400 m走，500～1,000 mスピードスケート，100 m競泳
③	1分30秒～3分	解糖系 有酸素系	800 m走，200 m競泳，体操，ボクシング，レスリング
④	3分～	有酸素系	球技系種目，1,500m以上のランニング競技，マラソン，400～1,500競泳，クロスカントリースキー，自転車ロードレース

図3-11　運動時間とエネルギー産生系の貢献度

04 トレーニングによる筋の変化

1 一流競技選手に見る筋線維の特徴

　競技で高いパフォーマンスを発揮し，良い競技成績を収めようとする場合には，そのスポーツ種目に適合した筋線維組成（速筋線維と遅筋線維の割合）を有することが必要条件となる．**図3-12**は一流スポーツ競技者の競技種目別の外側広筋の筋線維組成である．陸上短距離系選手では速筋線維の割合は70％程度であり，逆に長距離系種目の選手では約20％（80％が遅筋線維）で構成されている．

中距離系や球技系種目では約50%程度である（これは一般人の割合と同等）．筋線維タイプによって収縮特性や代謝特性が異なるので，各スポーツ種目で一流になるためには，それぞれの競技特性に適した筋線維を有する必要がある．

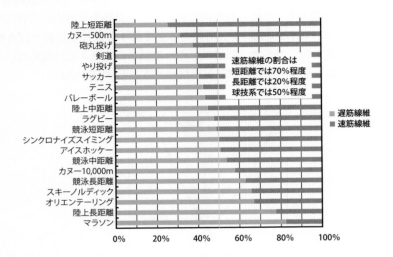

図3-12　一流スポーツ競技選手の筋線維組成（勝田2015）

2　筋線維組成の可塑性（遺伝，トレーニング）

　トレーニングによって筋線維組成はどのように変化するのであろうか．ヒトの双子の筋線維組成を調べた研究では，二卵性双生児よりも一卵性双生児の筋線維タイプの類似性が高いことが示されている．さらに20年間の持久性トレーニングによる腓腹筋を分析した縦断的研究の結果によると，腓腹筋の遅筋線維の割合は変化しないと報告されている．このように筋線維組成は遺伝的要因によって決定され，トレーニングなどによって後天的には変わらないことが示唆されている．

　一方で，持久的トレーニングや筋力トレーニングなどによって速筋線維のタイプ間の割合が変化することが報告されている．いずれの種類のトレーニングによっても，疲労耐性が高く，有酸素系代謝に優れたType ⅡA線維の割合が増加し，Type ⅡX（ⅡB）線維の割合が減少することを報告する研究が多い（**図3-13**）．なお，このトレーニング効果はトレーニングを止めると消失する（元の筋線維組成に戻る）．

　なお，筋力トレーニングでは筋肥大が生じる．筋線維タイプ別に見ると，速筋線維の方が遅筋線維よりも肥大率が大きいとされている．このことを速筋線維の選択的肥大と呼んでいる．また，筋力トレーニングによる筋力の向上の背景には，筋線維の肥大のほか，運動単位の同期化などの神経的な要因も関与している．

　参考までに，事故によって下半身不随になった場合，脚筋の遅筋線維の割合が極端に減少し，速筋線維（特にType ⅡX線維やⅡC線維）が増えることが報告されている．つまり極端に筋の活動量が減少するギプス固定や宇宙飛行などでは，速筋線維の割合が増える可能性がある．

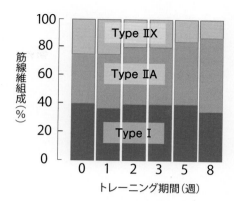

図3-13　持久性トレーニングによる速筋線維のサブタイプ間の変化
（Andersen & Henriksson 1977）

（練習問題）

1. 筋細胞を構築しているオルガネラ（構造物）をあげ, それぞれのオルガネラの役割について述べなさい.

2. 筋収縮の仕組みを述べなさい.

3. 運動単位と筋線維の種類・タイプとそれらの特徴について述べなさい.

4. 筋収縮に必要なエネルギーがどのように合成されているのかを述べなさい.

5. トレーニングによる筋線維の可塑性について述べなさい.

6. 運動の強度や時間によってエネルギー供給系の貢献度がどのように変わるか述べなさい. また, そのときに運動単位の動員はどのようになっているかを関連づけて説明しなさい.

7. あなたが普段行っているトレーニングをいくつか取り上げ, そのトレーニングではどのような筋（運動単位）の動員を促し, どのエネルギー系に働きかけるものになっているのか述べなさい.

第4章 運動と呼吸

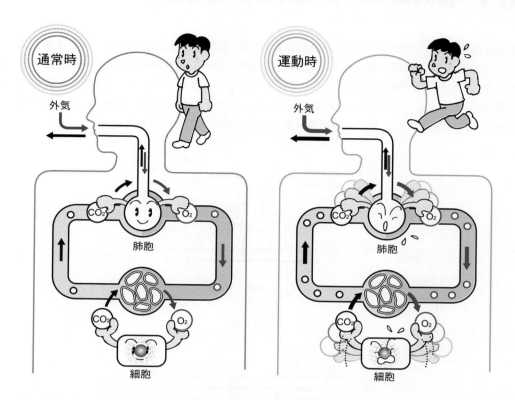

　呼吸は呼吸筋の収縮によってなされる．呼吸筋の収縮は不随意的に行われるだけでなく随意的にも行うことができ，組織で必要とする酸素（O_2）を確保している．運動中は，骨格筋でのアデノシン三リン酸（ATP：adenosin-3-phosphate）の需要が高まることから，ATP合成に必要なO_2の摂取量が増加する．同時に二酸化炭素（CO_2）の産生が増え，それを体外に排出する必要があるために，運動時には呼吸の重要性が増す．

　本章では，基本的な呼吸の調節機構を解説し，運動やトレーニングによってどのように呼吸の調節が変化するのかについて述べる．

学習目標

1. 肺のガス交換について理解する．
2. 運動と肺換気能力について理解する．
3. ヘモグロビンの酸素解離曲線について理解する．
4. 運動時の酸素摂取と呼吸調節について理解する．
5. 運動とエネルギー代謝について理解する．

01 肺におけるガス交換

　生命を維持するためのエネルギー源である ATP は，O_2 を利用してブドウ糖や脂質を細胞のミトコンドリアで分解する過程で得られる．この代謝過程において，細胞は血液から O_2 を得て最終的に CO_2 と水（H_2O）にまで分解し排泄する．この細胞内での代謝および血液と細胞との間のガス交換を内呼吸という．一方，大気中の O_2 を肺に取り込み，血液を介して組織に運搬し，さらに組織から排出された CO_2 は肺を介して外部に放出される．この一連の過程を外呼吸という．

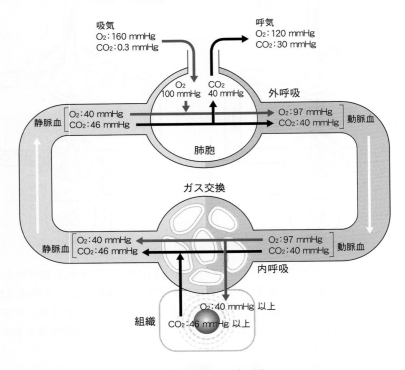

図 4-1　外呼吸と内呼吸

　大気中の O_2 分圧（PO_2）は 160 mmHg であるが，肺胞内では常に 100% の水蒸気で飽和されているため，40〜50 mmHg の水蒸気圧（PH_2O）に減じられて肺胞気中の PO_2 はほぼ 100 mmHg となる．一方，CO_2 は血液から肺胞内に拡散によって移動し，肺胞内の CO_2 分圧（PCO_2）はほぼ 40 mmHg となる．気体はガス分圧の高いところから低い方へ移動（拡散）する．肺静脈血が肺胞を通過する際，肺胞から O_2 の供給を受けて動脈血では PO_2 は 97 mmHg まで上昇し，血液循環によって O_2 は組織に運般され利用される．一般に外肋間筋と横隔膜が収縮すると胸腔の内圧が下がり，肺は受動的に膨脹することで空気の流入が生じる．

02 運動と肺換気能力

1 肺換気機能

　1分間の最大換気量は1秒量（1秒間に呼出可能な空気量）に呼吸数の40〜43回を乗じて求めることができる．1秒量（L）は以下の式で求めることができる．

$$1秒量（男性）= 0.036 × 身長（cm）- 0.028 × 年齢 - 1.178$$
$$1秒量（女性）= 0.022 × 身長（cm）- 0.022 × 年齢 - 0.005$$

　例えば，身長170 cm，26歳の男性では上式によると1秒量は約4.2 Lとなり，1分間の呼吸数を40回とすると最大換気量は168 Lとなる．運動時最大換気量は，最大換気量の70〜80％となって最大換気量には及ばない．最大運動時の呼吸数は40〜50回であることから，最大運動時換気量が最大換気量に達しない理由は，運動時の1回換気量が最大1回換気量に達しないことによる．また，1回換気量はガス交換に関与しない気管に残存する死腔量（約150 mL）を含んでおり，1回換気量と死腔量の差が肺胞換気量としてガス交換に直接関与する．そのため，換気量よりも肺胞換気量を高めることが重要である．浅い呼吸よりも深い呼吸の方が肺胞換気量が多くなる（表4-1）．

	1回換気量 A	呼吸数 B	分時換気量 A×B	死腔量 C	肺胞換気量 A-C	分時肺胞換気量（A-C）×8
浅く速い呼吸	250 mL	32 回	8,000 mL	150 mL	100 mL	3,200 mL
ふつうの呼吸	500 mL	16 回	8,000 mL	150 mL	350 mL	5,600 mL
深く遅い呼吸	1,000 mL	8 回	8,000 mL	150 mL	850 mL	6,800 mL

表 4-1　呼吸の深さによる肺胞換気量の変化

2 運動と肺換気

　肺胞壁を介して血液と肺胞内ガスが接触する総面積は300 m²にも達し，これはミニバスケットコート1面分に相当する（図4-2）．さらに血管内皮と肺胞上皮の厚さは0.2〜0.3 μmと非常に薄く，ガスが効率よく拡散できる構造になっている．安静時では毛細血管内の血流速度は500 μm/秒で，肺毛細血管でのガス交換時間は平均0.75秒である．一方，運動時には心拍出量の増大によって血流速度が速くなるために肺胞でのガス交換時間は0.3〜0.4秒に短縮され，より高いガス交換率が求められる．運動トレーニングによって，肺胞を取り巻く毛細血管が発達し，肺胞と毛細血管の接触面積が増加する．

　運動トレーニングによって安静時の1回換気量は増加しないが，肺容量や肺活量は増加する傾向にある．運動中に多くの酸素を摂取するためには，より多くの大気を肺に送り込む必要が生じる．トレーニングにより吸気量は増大し，より多くの酸素を取り込むことができるようになる．

　運動中の分時換気量は100 Lを超えるまでに増加する．この換気量の増加は血中のCO_2増加による化学受容器反射だけでは説明できず，筋に由来する情報や上位中枢の関与が考えられている．運動時の換気量は運動強度に比例して増加するが，ある一定レベルを超えると急激に上昇する点が見られる．この点を換気性閾値（ventilation threshold：VT）と呼び，有酸素性代謝以外に無酸素性代謝が

付加される点として考えられている．これは有酸素的に運動できる最大の運動強度を示し，有酸素能力の指標の1つとして利用されている（**図4-3**）．持久性トレーニングによってVTは上昇し，高度にトレーニングされたマラソン選手では最大酸素摂取量（$\dot{V}O_2max$）の80％以上に達することもある．

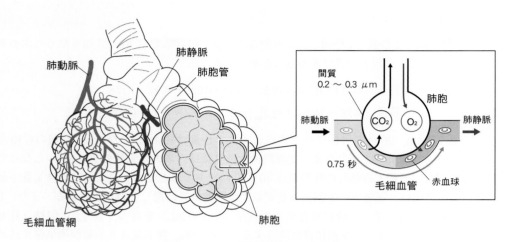

図4-2 肺胞を取り巻く毛細血管

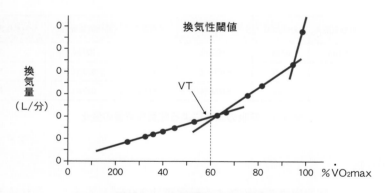

図4-3 運動強度と換気量の関係（換気性閾値）

03 血液によるガスの運搬

1 酸素と二酸化炭素の移動

肺胞の薄い外膜には毛細血管が覆っており，肺動脈から運ばれてきたCO_2を肺胞に放出し，肺胞内のO_2を肺静脈に送り，血液によってO_2を運んでいる．そのときのO_2とCO_2の運搬を担うのが赤血球に含まれるヘモグロビンである．

赤血球は骨髄の造血幹細胞から分化した核を持たない細胞で，その寿命は120日ほどである．赤血球内のヘモグロビンはグロビンと呼ばれるポリペプチドに，内部に4つのヘムと呼ばれる鉄を含有したたんぱく質が結合している．肺胞でヘムの鉄とO_2と結合し，血液によって運ばれ，組織でO_2を解離した後，CO_2と結合して肺に戻る．

2 酸素解離曲線

動脈血PO_2とヘモグロビンの酸素飽和度との関係は**図4-4**に示すとおりで，これをヘモグロビンの酸素解離曲線と呼ばれる．ヘモグロビンは，酸素が全く結合していない状態では酸素と結合しにくく，一度結合が開始されると4つのヘムに酸素が結合するという特徴を持つため，酸素解離曲線はS字状になることが知られている．このヘモグロビンの性質はO_2運搬にとって大変好都合である．なぜなら酸素分圧の高い肺では容易にO_2と結合でき，酸素分圧の低い末梢の組織ではO_2を解離できるからである．

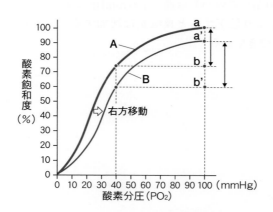

図4-4 ヘモグロビンの酸素解離曲線

安静時（曲線A）では動脈血中のPO_2（酸素分圧）は100mmHgから末梢組織では40 mmHgまで低下すると酸素飽和度は98％から75％となる．つまり，この低下分（23％）がヘモグロビンからO_2が解離することになる（図中a−b＝23％）．

酸素解離曲線は，pHの低下や体温の上昇，PCO_2の上昇および2,3-ジホスホグリセリン酸（2,3-DPG）量の増加により右方に移動する．この変化をボーア効果という．解離曲線の右方移動によって，酸素飽和度はPO_2 100 mmHgでは90％，PO_2 40 mmHgでは60％となり，30％分の酸素がヘモグロビンから解離できることになる（図中a'−b'＝60％）．このように，右方に移動することによって末梢組織により多くの酸素を供給することが可能となる．

04 呼吸の調節

　吸息, 呼息からなる基本的な呼吸のリズムは, 延髄の呼吸ニューロン群から発生する反復性の吸息活動電位によるものである. この活動は, 呼吸中枢の上位中枢である橋にある呼吸調節中枢に調節される. さらに, 呼吸調節中枢は, 意識や情動あるいは末梢からの伸展受容器, 化学受容器からの求心性入力の修飾を受ける (後述参照).

　肺は, 呼吸筋が収縮・弛緩して胸腔内圧を変化させることで, 受動的に膨張と収縮が生じる (**図4-5**). 安静時では, 吸息ニューロンの抑制によって吸息筋である横隔膜と外肋間筋が弛緩することで胸腔内圧が上昇し呼息を行う. 一方で, これら呼吸筋は随意筋でもあり, 運動神経支配を受ける. そのため, 一時的に呼吸を止めたり, 深呼吸したりすることができる.

　大脳皮質は, 呼吸中枢の呼吸筋運動ニューロンを制御して, 意識的に呼吸筋を調節し呼吸運動を行うことができるが, 通常は無意識に呼吸が行われる. この呼吸の不随意調節には, 主に2つの機序が関与する. その1つに肺や気道の伸展受容器から迷走神経求心路を介して生じる機序がある (**図4-6**). 肺の伸展情報は求心性迷走神経を興奮させ呼吸中枢へ入力され, 吸息ニューロンの活動を抑制する. 吸息ニューロンの抑制は, 呼気ニューロンを活性化する. その後伸展受容器の刺激が低下することで, 吸息ニューロンが再度活性化する. この神経調節をヘーリング・ブロイエルの肺伸展反射という.

　他の機序として化学受容器を介した神経調節がある. 化学受容器は, 頸動脈小体と大動脈小体に存在し, 動脈血中のPO_2, PCO_2, pHの変化を感知し, 求心性神経を介して呼吸中枢に血中の化学情報を伝達する. PCO_2は通常40 mmHgと一定であるが, わずかでも上昇すると換気気量が増加する. それに対して平地 (海抜0 m) でのPO_2は通常100 mmHgであるが, PO_2の低下はすぐに換気量を変化させずに, 60 mmHgより低下すると換気量は増加する. つまり, 平地での換気量の調節はPCO_2の変化に感度が高くできている.

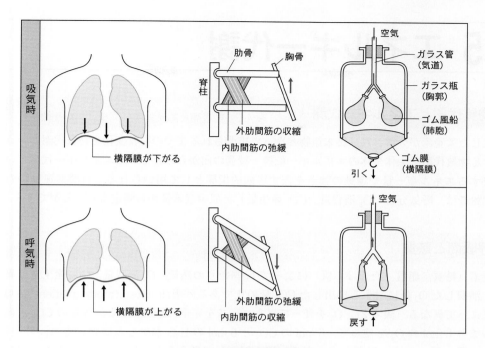

図 4-5　呼吸筋群と肺膨脹

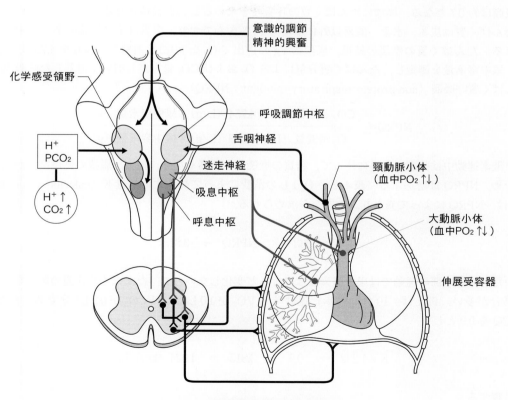

図 4-6　呼吸調節に関わる脳神経系

05 エネルギー代謝

1 物質代謝とエネルギー代謝

摂取した栄養素が分解され，終末産物となって排泄されるまでの物質変化を物質代謝という．生体における物質代謝を生体全体のエネルギー転換・授受の面からみたものをエネルギー代謝といい，運動に要するエネルギー量や運動の強さを表す客観的指標として用いられる．有酸素運動時のエネルギー代謝量は，呼気分析（O_2 消費量，CO_2 産生量）と尿中窒素量から測定することができる．

2 呼吸商と熱量

栄養素（糖質，脂質，たんぱく質）によって1g当たりの熱量，O_2 消費量，CO_2 産生量は異なるために，消費した O_2 量に対する排出した CO_2 量の比である呼吸商（respiratory quotient：RQ）も栄養素によって異なる（**表4-2**）．O_2 を使ってグルコースを完全に酸化すると，等量の CO_2 が産生される．つまり 6 mol の O_2 を使って，6 mol の CO_2 と 6 mol の H_2O が生じることになり，呼吸商は 1.0 になる（**図4-7**）．一方，脂質のパルミチン酸を例にして考えると，1分子のパルミチン酸の酸化には，23 mol の O_2 を利用して 16 mol の CO_2 と 16 mol の H_2O を産生する．したがって，16/23 となり呼吸商は約 0.7 となる．同様にたんぱく質の呼吸商を求めると 0.82 前後となる．

たんぱく質は炭素，水素，酸素以外に窒素を 16 ％含んでおり，窒素は主に尿素の形で尿中に排出される．たんぱく質の燃焼の結果，尿窒素 1g の排出で O_2 を 5.923 L 消費し，CO_2 を 4.754 L 産生する．尿中窒素量を測定し，たんぱく質分解による O_2 および CO_2 量を差し引いて計算した呼吸商を非たんぱく質呼吸商（non-protein respiratory quotient：NPRQ）という．

$$NPRQ= \frac{CO_2 産生量（L）-4.754（L/g）×尿中窒素量（g）}{O_2 消費量（L）-5.923（L/g）×尿中窒素量（g）}$$

有酸素運動中は強度の上昇に伴って，糖質の燃焼割合が高くなり，他方，脂質の燃焼割合が低くなるため，NPRQ は増加する（**表4-2**）．O_2 1 L の消費によって発生する熱量 K（calorific value, kcal/L）は，NPRQ によって異なり，次式から求められる．

$$K = 1.232 × NPRQ + 3.815$$

ただし，短時間の運動では尿中窒素量はほとんど変化しないので，たんぱく質代謝の影響を無視する場合が多い．例えば，10 分間の歩行運動時の VO_2 が 1.0 L/分，VCO_2 が 0.9 L/分であったとき，NPRQ を 0.9 として，

$$K = 1.232 × 0.9 + 3.815 = 4.924（kcal/L）$$

と計算する．
毎分のエネルギー代謝量（M）は次式から求められる．

$$M（kcal/分）＝VO_2（L/分）×K（kcal/L）$$

したがって，この例の場合には，M ＝ 1.0 × 4.924 ＝ 4.924（kcal/分）
となり，毎分1LのO$_2$を消費する歩行運動時には約5kcal/分の有酸素性エネルギーが産生される．

表4-2　呼吸商と熱量および糖質，脂質の燃焼比の関係（Lusk, 1924 より）

RQ	燃焼比率（%）		発生熱量 (kcal/LO$_2$)	RQ	燃焼比率（%）		発生熱量 (kcal/LO$_2$)
	脂質	糖質			脂質	糖質	
0.707	0.0	100.0	4.686	0.85	50.7	49.3	4.862
0.71	1.1	98.9	4.690	0.86	54.1	45.9	4.875
0.72	4.8	95.2	4.702	0.87	57.5	42.5	4.887
0.73	8.4	91.6	4.717	0.88	60.8	39.2	4.899
0.74	12.0	88.0	4.727	0.89	64.2	35.8	4.911
0.75	15.0	84.4	4.730	0.90	67.5	32.5	4.924
0.76	19.2	80.9	4.751	0.91	70.8	29.2	4.936
0.77	22.8	77.2	4.764	0.92	74.1	26.9	4.948
0.78	26.8	73.7	4.776	0.93	77.4	22.6	4.961
0.79	29.9	70.1	4.788	0.94	80.7	19.3	4.973
0.80	33.4	66.6	4.801	0.95	84.0	16.0	4.985
0.81	36.9	63.1	4.813	0.96	87.2	12.8	4.998
0.82	40.3	59.7	4.825	0.97	90.4	9.6	5.010
0.83	43.8	56.2	4.838	0.98	93.6	6.4	5.022
0.84	47.2	52.8	4.850	0.99	96.8	3.2	5.035
				1.00	100.0	0.0	5.047

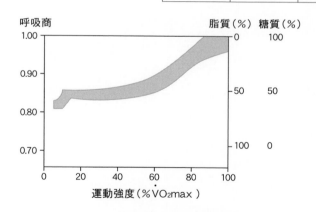

図4-7　運動強度と呼吸商の関係

3　運動強度

　運動や労作の強度は身体のエネルギー需要量にほぼ比例することから，エネルギー代謝量の大小から客観的な運動強度を求めることができる．その運動強度の指標の1つにエネルギー代謝率（relative metabolic rate：RMR）があり，次の式で表される．

$$RMR＝\frac{運動時エネルギー代謝量 － 安静時エネルギー代謝量}{基礎代謝量}$$

　分母にある基礎代謝量は生命維持に必要な，覚醒時の最低のエネルギー代謝量のことである．したがって睡眠時などは分子が負となり，やや理解しがたい数値となることが欠点となる．RMR は日本独自の指標であり，諸外国では以下の式で表される代謝当量（metabolic equivalent：METs, メッツ）が用いられ，近年では日本でも METs が用いられることが多くなっている．

$$\mathrm{METs}=\frac{運動時エネルギー代謝量}{安静時エネルギー代謝量}$$

　すなわち，代謝当量は身体活動量が安静時の何倍であるかを示す指標である（**表 9-3** 参照）．

練習問題

1. 呼吸に関わる骨格筋の種類とその特徴を説明しなさい．
2. 換気量はどのように調節されているか説明しなさい．
3. 死腔量とは何か，また死腔量が肺胞換気量に及ぼす影響を説明しなさい．
4. ヘモグロビンの酸素解離曲線の特徴について説明しなさい．
5. 運動中にヘモグロビンの酸素解離曲線が右方に偏移するメリットを説明しなさい．
6. 呼吸商について説明し，運動強度の増加に伴うその変化について述べなさい．

第**5**章 運動と循環

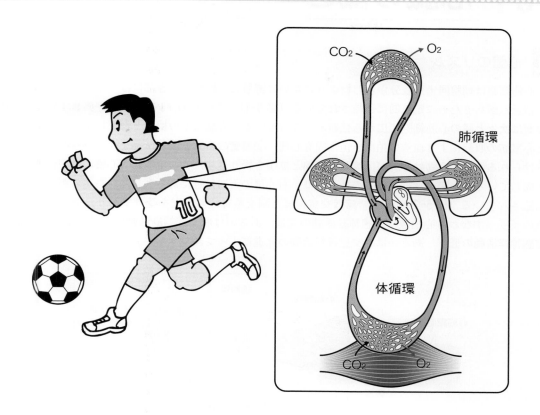

　循環系には，血液を体の隅々まで送ることによって内部環境の恒常性を維持するという役割がある．すなわち，代謝に必要な栄養素や酸素を血液によって組織まで運び，組織で産生された老廃物を回収する．内分泌腺から分泌されたホルモンは血液によって運ばれて標的器官に作用する．さらに，熱も血液によって運ばれて体の温度の均一化や熱放散に働いている．本章では，循環機能が運動時にどのように作動し，さらにトレーニングによってどのように適応するかについて学ぶ．

学習目標

1. 心臓の働きと心電図の基本について理解する．
2. 運動時の心拍出量の調節について理解する．
3. 安静時と運動時の血流配分の違いについて理解する．
4. 血圧の成因と運動による変化について理解する．
5. トレーニングによる循環系の適応性変化について理解する．

01 心臓の働き

1 心臓のリズム

　心筋細胞は細胞同士が枝分かれしたように互いに密着し，細胞間結合部にはイオンの通路（ギャップ結合）があるために電気的に連結されている（**図5-1**）．このため，1つの細胞が興奮すれば，その興奮は次々と隣の心筋細胞に広がる仕組みになっている．心筋はその機能と形態によって，①心房筋と心室筋の収縮により血液の拍出を担う固有心筋，②興奮の自動発生と伝播を担う特殊心筋の2つに分けられる．特殊心筋は心臓が協調して収縮と拡張を繰り返すための伝導路（心臓の刺激伝導系）を形成している．心臓の収縮・拡張のリズムは，右心房の入口付近にある洞結節から出る刺激によって調節されている（**図5-2 A**）．洞結節は交感神経と副交感神経の支配を受けており，そこから出る刺激の頻度，すなわち心拍数は交感神経活動の亢進，あるいは副交感神経活動の低下によって増加し，交感神経活動の低下，あるいは副交感神経活動の亢進によって減少する．

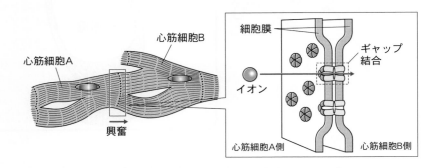

図5-1　心筋細胞間のギャップ結合における興奮の伝導

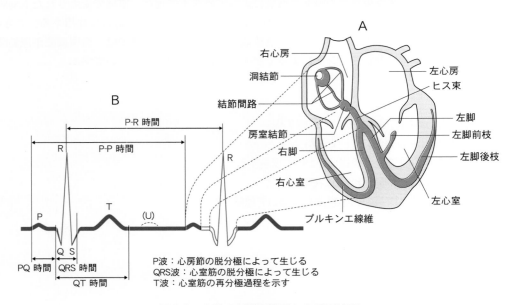

図5-2　心臓の刺激伝導系と心電図波形

2 心電図

　心臓の収縮・拡張は心筋の電気的な興奮，つまり脱分極・再分極に同期して起こる．心電図とは心筋の脱分極・再分極によって発生する電位の変化を増幅し，経時的に記録したものであり，通常は図 5-2 B に示すような形をしており，P 波，QRS 波および T 波という基本波からなっている．

　ペースメーカーである洞結節を発した刺激は，心房の脱分極を起こしてこれを収縮させる．このとき発生するのが心房波（P 波）である．刺激は次いで房室結節およびヒス束を通過したあと，分岐して左右の脚を通り，さらにプルキンエ線維を通って心室に至り，心室筋を脱分極させて収縮させる．このときに発生するのが心室波（QRS 波）である．続いて心室筋は再分極して元の状態に戻るが，このときに T 波が生ずる．PP 間隔は，心房の興奮開始から次の心房興奮の開始までの時間であり，RR 間隔は心室興奮から次の心室興奮までの時間を意味する．心電図はまた，PQ 間隔（0.12～0.20秒），QRS 幅（0.06～0.10秒），ST 部分（0.12～0.20秒），QT 間隔（0.30～0.45秒）などの部分に分けられる（図 5-2）．

　心臓は立体的な構造であるため，電極の位置や誘導法によって心電図の波形が異なる．心電図検査では異なった 12 の誘導を記録して，それぞれの誘導から得られる情報を総合し，心臓の機能状態を診断する．心電図からは，①リズムの周期，すなわち心拍数，②リズムの規則性，不整脈の有無とその種類，③刺激伝導の異常の有無とその状態，④心筋虚血の有無，⑤心筋肥大の有無，などの情報が得られる．

3 心拍数

　1 分間の心臓の拍動回数である心拍数は，安静時には一般成人で 60～80 拍 / 分程度である．安静時心拍数は，成人の場合には年齢と関係なくほぼ一定である．安静時心拍数は姿勢により異なり，仰臥位，座位，立位の順に高くなる．運動を開始すると，副交感神経活動低下と交感神経活動亢進により，速やかに心拍数は増加する．運動強度が上昇すると，心拍数はそれにほぼ比例して直線的に増加するが，やがてこれ以上増加しないという限界に達する．これが最大心拍数である．したがって，心拍数は運動強度の指標となる（図 5-3）．ただし，心拍数がおよそ 100～110 拍／分以下の場合には情緒的興奮などの要因が心拍数に強く影響して比例関係が乱れることがある．人の最大心拍数は，性別やトレーニングの度合いに関係なく，おおよそ以下の式で表される．

$$最大心拍数 \ = \ 220 \ - \ 年齢$$

　このように最大心拍数は加齢とともに低下する．運動強度と心拍数の関係を示す直線の勾配には個人差が大きいが，一般的にいえば全身持久力の高い人ほど勾配が緩やかである．

　運動強度の指標として心拍数を用いる場合の表し方には，最大心拍数を 100 として運動時心拍数を相対値で表す方法（% HRmax）や運動による安静からの心拍数増加量を，最大心拍数と安静時心拍数の差である心拍予備量で除して求める方法（% HRreserve あるいは % HRR）などがある（9 章参照）．

02 運動と心拍出量

1 ポンプとしての心臓

　心臓には血液を全身の血管に送り出すポンプの働きがある．その働きは1分間当たりの血液の駆出量である心拍出量によって知ることができる．心拍出量は1回拍出量と心拍数との積で表される．

$$心拍出量（L／分）　=　1回拍出量（mL）　×　心拍数（拍／分）$$

　平均的にみると，安静時には1回拍出量は70 mL前後で，心拍数は70拍/分前後であるので，毎分5 L前後の血液が心室から送り出されることになる．安静時の1回拍出量は姿勢の影響を受け，心拍数とは反対に立位，座位，仰臥位の順に大きくなる．すなわち，仰臥位から立位になると1回拍出量は減少し，心拍数は代償的に増加するが十分ではないため，心拍出量はやや減少する．運動時には心拍出量は増加し，その増加は運動強度にほぼ比例する．1回拍出量は中等度の運動までは増加傾向を示して安静時の1.5倍程度になるが，運動強度を上げてもそれ以上は増加しない（**図5-3**）．これに対して心拍数は運動強度にほぼ比例して増加し，安静時の3〜3.5倍に達する．したがって，最大運動時の心拍出量（最大心拍出量）は安静時の4〜5倍の20 L/分前後になる．その増加は，1回拍出量よりも心拍数の方に強く依存している．最大心拍出量が大きければ酸素の運搬能力がそれだけ高いことを意味し，最大酸素摂取量も大きく，全身持久力も高い．

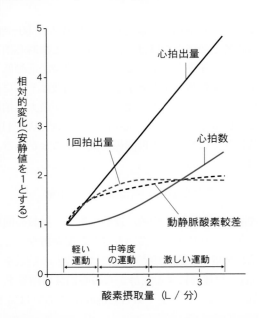

図5-3　運動強度の増加に伴う心拍数，1回拍出量，および心拍出量の変化

2　筋ポンプ作用

　末梢組織から心臓への静脈還流が十分に起こらないと，心室の拡張期充満が不十分となり，1回拍出量は減少する．血圧も低下するので，血液の循環が低下されることになる．例えば，長く立っているとめまいを感じたり，ふらついたりするのは，重力の作用によって下半身からの静脈還流が低下して血圧が下り，結果として脳血流が減少するために起こる現象である（起立性低血圧）．

　このような静脈還流の低下を防いでいるのが筋ポンプ作用である．筋が弛緩すると，重力の影響により下肢の静脈に多量の血液が貯留する．下肢の深部静脈と表在静脈には所々に静脈弁が備わっており，静脈が過度に膨れあがるのを防いでいる．筋が収縮すると深部静脈が圧迫されるので静脈圧が高まるが，静脈弁の働きで血液は下方には行けないので心臓方向へ押しやられる．筋が再び弛緩しても静脈弁の作用で血液は逆流しないため，静脈圧は低下する．静脈圧が低下すると灌流圧（動脈側の圧と静脈側の圧との差）が増大し，血液が循環しやすくなる（**図5-4**）．

　このように筋の収縮と弛緩をリズミカルに反復することは，①筋の灌流圧増大による血流促進，②静脈還流の増大，という2つの機序によって，心臓の拍出機能と共同して全身の血液循環を円滑にするのに貢献している．筋ポンプ作用は特に，下半身に血液貯留の起こりやすい起立時や，多くの心拍出量を必要とする運動時に重要な役割を果たす．起立性低血圧は，起立中にときどき下肢筋を収縮させることによって効果的に予防することができる．

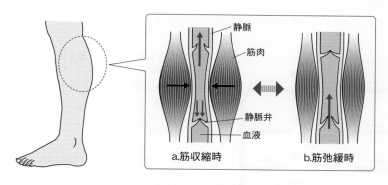

図5-4　筋ポンプ作用

03 運動と血流配分

　心臓から駆出された血液が，全身の各器官や組織にいつも同じ比率で流れると仮定すると，酸素の需要の多い所では血流が不足し，需要の少ないところでは血流が無駄になる．しかし，このような無駄が極力ないように，酸素の需要に応じて有効に血流量を配分するような調節が行われる．

　図 5-5 は，安静時と激しい運動時における主要な器官の血流量とその割合を示したものである．安静時には，腹部臓器への血流量が相対的に多い．運動時には筋への血流量が絶対的にも相対的にも増大し，腹部臓器への血流量は減少する．これは酸素需要の多い筋にできるだけ多くの血流を確保する調節作用の結果である．皮膚の酸素需要は低いにもかかわらず，中等度の運動までは皮膚血流量が増加する．これは熱を放散するための体温調節に必要な血流増加である．しかし，激しい運動では筋への血液の供給が優先されて，皮膚血流量の増加が抑制される．脳血流量の絶対量は運動中にわずかに増加する．脳は生命活動の中枢でもあり，常に一定量の酸素を必要とするので，脳血流量は比較的一定に保たれる．ただし暑熱環境下で長時間運動をするような場合には，過呼吸によって動脈血二酸化炭素分圧が低下して，脳血流が安静時よりも低下することが報告されている．心臓の冠状動脈への血流配分は，相対量では安静時も運動時も同じであるが，運動時には心筋の酸素需要が高まるために，絶対量では安静時の 5 倍前後まで増加する．なお，肺循環と体循環の血流量は同じであるから，安静時と運動時のいずれにおいても肺への心拍出量の配分率は 100 ％である．

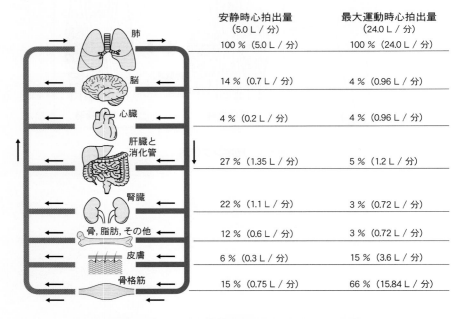

	安静時心拍出量 （5.0 L／分）	最大運動時心拍出量 （24.0 L／分）
肺	100 ％（5.0 L／分）	100 ％（24.0 L／分）
脳	14 ％（0.7 L／分）	4 ％（0.96 L／分）
心臓	4 ％（0.2 L／分）	4 ％（0.96 L／分）
肝臓と消化管	27 ％（1.35 L／分）	5 ％（1.2 L／分）
腎臓	22 ％（1.1 L／分）	3 ％（0.72 L／分）
骨, 脂肪, その他	12 ％（0.6 L／分）	3 ％（0.72 L／分）
皮膚	6 ％（0.3 L／分）	15 ％（3.6 L／分）
骨格筋	15 ％（0.75 L／分）	66 ％（15.84 L／分）

図 5-5　安静時と激しい運動時の心拍出量と各器官へのその配分率

04 運動と血圧

　心臓に近い動脈（大動脈，鎖骨下動脈，総頸動脈など）は，血管壁の中に弾性線維というゴムのように伸び縮みする線維をもっており弾力性が強い．左心室の収縮によって血液が大動脈内に駆出されると，大動脈壁は押し広げられ，心室の拡張期には血管壁が弾性的に収縮する．このため心臓から押し出される血液が間欠的であるにもかかわらず，連続的に血液を末梢に送ることができる．血管に送り出された血液は，血管の中を圧の高い方から低い方へ向かって流れる．血管内に生じる圧を血圧といい，一般的に血圧というと動脈血圧をさす．

　血圧は心拍出量と総末梢血管抵抗によって決定され，以下の式で表される．

$$血圧　＝　心拍出量　×　総末梢血管抵抗$$

　左心室の収縮によって心室内圧は上昇し，血液が駆出されて動脈の圧は最高値を示す（収縮期血圧，または最高血圧）．左心室が拡張すると心室内圧は低下し，最低値を示す（拡張期血圧，または最低血圧）．ジョギング，サイクリングなどの有酸素運動時の収縮期血圧は，ほぼ運動強度に比例して上昇し，最大運動時の収縮期血圧は 200 mmHg を超えることもある．これに対して拡張期血圧は有酸素運動の場合にはあまり変化しないことが多い．軽い運動ではかえって低下することもあるが，強い運動では多少上昇する傾向がみられる．しかし，いずれにしても収縮期血圧ほどは変化しないのが普通である．したがって，運動による血圧の変動には主に収縮期血圧の変化の観察が重要となる．

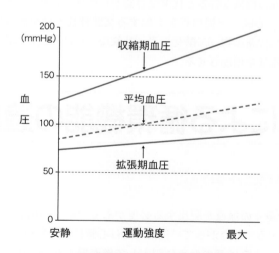

図 5-6　脚運動時の運動強度と血圧の関係

　関節の屈伸を伴う動的な運動に比べて，重量物の保持や壁押しのような筋の長さが変わらない静的な運動では，血圧の上昇が著しい．これは末梢血管が圧迫されることにより筋内血行が阻害されて血管抵抗が増大するためであり，収縮期血圧だけではなく拡張期血圧も上昇する．例えば，重量挙げなどのときには収縮期血圧が 350 mmHg，拡張期血圧が 250 mmHg まで上昇することが報告されている．また，上肢だけの運動は下肢の運動や全身運動より血圧上昇が著しい．血圧が上昇するような運動は，高血圧や心疾患を有する人，肥満傾向の人，高齢者などには勧められない．

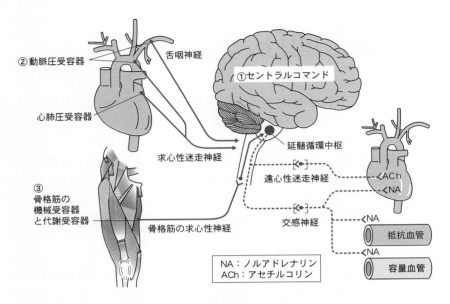

図 5-7　運動時の反射性循環反応に関与するシステム

　運動時には，活動している筋肉にその需要に応じて血液を供給するように調節される（反射性循環調節）．この調節に関わる機序は十分に理解されているわけではないが，少なくとも3つのシステムが関与する（**図 5-7**）．①運動中枢からの循環中枢への下行性指令（セントラルコマンド），②圧受容器反射，そして③活動筋内の機械受容器と代謝受容器からの求心性神経活動である．これらのシステムは相互に作用しながら，心臓と末梢血管を支配する交感神経と副交感神経の活動を調節する．また，活動筋から産生された代謝産物（二酸化炭素，乳酸など）は，血管に直接的に作用して血管拡張をもたらし，活動筋の血流量を増加させる．

05 運動による循環機能の適応性変化

1 心臓

　運動時には心臓はより多くの血液を駆出する必要があるため，心拍数は高まり1回拍出量は増大し，その結果血圧も上昇する．したがって，運動時には心臓に強い負担が加わる．このような負担は心筋に対する刺激となり，心臓はそのために肥大して壁が厚くなり，内腔も大きくなる．このように，スポーツで体を鍛えることによって肥大した心臓をスポーツ心臓という．特にマラソン，ロードレースなどの持久性トレーニングを行っている選手の心臓は容積が大きい（**図 5-8**）．一般に，持久性トレーニングを行っているスポーツ選手の最大酸素摂取量は高値を示すが（**表 5-1**），その原因には，心容積の増大に伴う最大心拍出量の増加が関与する．一方，重量挙げ，投てきなどのレジスタンストレーニングを行っている選手の心臓では，左心室肥厚を伴う心容積の増大が起こる．

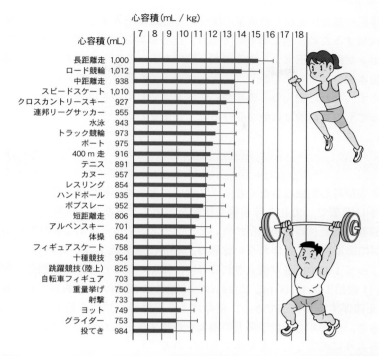

図 5-8　種目別競技スポーツ選手（805名）の心容積の絶対値（mL）と体重1kg当たりの値（mL/kg）

　スポーツ心臓は通常，左心室の伸展性（コンプライアンス）や駆出率（1回拍出量を左心室拡張末期容積で除した値）が高く，1回拍出量や最大心拍出量も大きく，ポンプとしての能力に優れている．図5-9は，高齢者を身体活動レベルで4グループに分類し，それぞれのグループにおける左心室の容積−圧関係曲線を示したものである．運動鍛錬度の高いグループほど，一定の心室圧における心室容積が大きく，さらに心室圧の上昇に対する容積の増加も大きい．すなわち，スポーツをよくやっている高齢者では左心室コンプライアンスが高く，心機能が高いといえる．

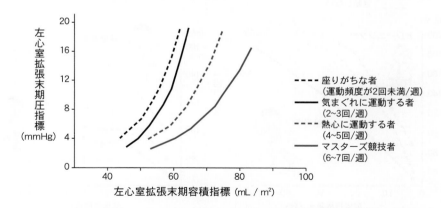

図 5-9　高齢者の左心室の圧−容積関係に及ぼす運動鍛錬度の影響

　一方，心臓弁膜症や高血圧症などの病気の場合にも心臓は肥大する．この場合の肥大は，病気による機能の欠陥を代償するために起こるものであり，左心室コンプライアンスや駆出率は低く，1回拍出量は少なく，ポンプ機能は正常より劣るのが一般である．このようにスポーツ心臓と病的肥大心とは成因も機能も根本的に異なる．しかし，スポーツ選手の心臓はすべてスポーツによる適応性変化によるものとは限らず，まれに肥大型心筋症や心筋炎を併発している場合があるので，健康にみえるスポーツ選手であっても，定期的に診断を受けることが望ましい．

2　心拍数

　身体を鍛えると安静時心拍数は少なくなる．スポーツ選手の心拍数は一般に少なく，特に持久性運動のスポーツ選手は顕著で，40拍/分前後の徐脈を示すこともある．徐脈の主な原因は，自律神経の平衡が副交感神経（迷走神経）優位型に傾いて，ペースメーカーである洞結節の活動が抑制されるためである．1回拍出量の増大を伴わない徐脈は，心拍出量を低下させ血液循環に支障をきたすが，トレーニングによって1回拍出量が増大されるので，徐脈が起こっても循環動態に支障をきたすことはない．例えば，1回拍出量が100 mLになれば，心拍数は50拍/分であっても安静時に必要な心拍出量（5 L/分）を確保することができる．運動による安静時心拍数の低下は，最大心拍数に達するまでの余裕の大きさ，つまり心臓の予備力の増大を意味する．したがってこの場合の徐脈は，強い運動にも耐えられるように適応したことを示すものである．

　運動中には酸素摂取量と心拍数はともに増加するが，一定の酸素摂取量に対する心拍数は，トレーニングによって低くなる（図5-10A）．しかし，1回拍出量は増大するので（5-10B），心拍出量はあまり変わらない．また，運動開始直後の心拍数の立ち上がりがトレーニングによって速くなる．これは運動初期における酸素不足を少なくする働きがある．運動終了後の心拍数の回復もトレーニングすることによって早くなる．一定強度の運動に対する心拍数の減少も，立ち上がりの加速も，その人の有酸素性運動能力の向上を示している．

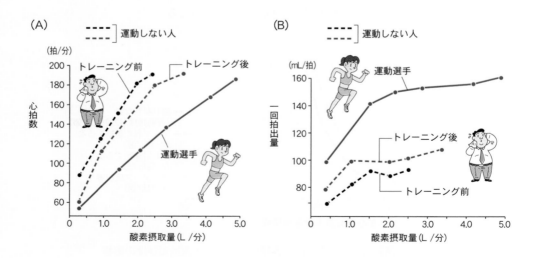

図5-10　持久性トレーニングによる
酸素摂取量と心拍数の関係（A）と酸素摂取量と1回拍出量の関係（B）の変化

　最大心拍数は加齢に伴って低下する．若齢者の場合には，トレーニングをしても最大心拍数はほとんど変わらない．しかし，中・高齢者の場合にはトレーニングをすることによって増加する傾向がみられる．

　安静時には，鍛錬者は非鍛錬者に比べて心拍数は少ないが，1回拍出量が大きいため，心拍出量はほぼ同じである．しかし，最大心拍出能力は鍛錬者が大きく，最大心拍出量は非鍛錬者の2倍近くに達する．これは鍛錬者の心臓の予備力が大きいことを意味し，トレーニングによる最大酸素摂取量増大の成因である（**表5-1**）．運動不足は最大心拍出量を減少させる．

3 血管

　老化などによって動脈が硬くなり，そのコンプライアンス（伸展性）が低下すると，心臓の拍動を効果的に緩衝できなくなるため，収縮期血圧の上昇や脈圧の増大を引き起こす．収縮期高血圧や脈圧の増大は心疾患や脳卒中の危険因子となる．老化による動脈コンプライアンスの低下は持久性トレーニングを行うことによって改善することができる．ジョギングやサイクリングなどの有酸素運動時には循環血流が増大し，その増大に伴って動脈壁へずり応力（shear stress）が加わり，その結果，血管拡張物質である一酸化窒素（NO）の産生が増加する．また，有酸素運動を中心としたトレーニングを長期間行うことによって，動脈血管のNO合成酵素の発現が増大する．このような運動の効果によって動脈コンプライアンスは改善される．一方，ウェイトリフティングなどのレジスタンストレーニングでは，動脈コンプライアンスの改善効果は持久性運動トレーニングほどは期待できない．

　動脈は心臓から末梢に行くにしたがって分岐し，しだいに細くなり，血液と細胞間の物質交換の場である毛細血管につながる．筋の毛細血管は持久性トレーニングによって発達し，血管の数や密度が増加する．毛細血管数が増えれば，血液と筋細胞間の酸素の拡散面積（毛細血管の表面積）が増えるため，活動筋への酸素移動効率が高まり，最大酸素摂取能力を増大させる．

4 血圧

　安静時血圧は日頃の運動習慣によって低下することが多い．一定強度の運動を行っているときの血圧も，持久性トレーニングをしている人はしていない人より低い．血圧が低下すれば心臓の負担度も低下するので，トレーニングは運動時の心負担度を軽減することになる．トレーニングによる血圧低下のメカニズムは十分に解明されていないが，①肥満の体重（体脂肪量）の減少，②交感神経活動低下による末梢血管抵抗の低下，③発汗による塩分喪失，④動脈コンプライアンスの回復などが要因と考えられている．重症な本能性高血圧が運動のみによって完全に回復することは期待できないが，軽症な場合には運動が有効である．

　循環系機能に及ぼす持久性トレーニングの効果をまとめると，持久性トレーニングを行うことによって，血液量増加，心室容積増大，心室コンプライアンス上昇，駆出率上昇などの変化が起こり，これらは心拍出量の増大に貢献する．さらに，中心および末梢血管系にも適応性変化が起こり，活動筋への酸素供給が増大し，有酸素運動能力は向上する．

表5-1　男子スポーツ選手（種目別）の最大酸素摂取量

スポーツ種目	人数	国 名	最大酸素摂取量		測定方法	著 者 名
			L/分	mL/kg・分		
距離スキー	（5）	スエーデン	5.56	82.6	T	Saltin と Åstrand（1967）
マラソン	（6）	ベルギー	4.85	78.6	B	Crielaard と Pirnay（1981）
陸上・中距離	（8）	フィンランド	5.19	78.1	T	Rusko ら（1978）
陸上・長距離	（6）	ベルギー	5.07	77.1	B	Crielaard と Pirnay（1981）
オリエンテーリング	（5）	スエーデン	5.87	76.5	T	Saltin と Åstrand（1967）
自転車競技	（5）	東ドイツ	5.74	75.5	B	Israel と Weber（1972）
スピード・スケート	（6）	フィンランド	5.58	72.9	T	Rusko ら（1978）
スキー複合	（5）	フィンランド	5.12	72.8	T	Rusko ら（1978）
カヌー	（4）	スエーデン	5.40	69.2	T	Saltin と Åstrand（1967）
競　泳	（12）	スエーデン	5.38	69.0	T	Holmer（1974）
アルペン・スキー	（12）	アメリカ	5.03	66.6	T	Haymes と Dickinson（1980）
ボート	（8）	ドイツ	6.16	66.6	B	Nowacki ら（1967）
競歩	（4）	フランス	4.63	64.2	T	Menier と Pugh（1968）
サッカー	（5）	オーストラリア	4.94	63.6	T	Withers ら（1977）
アイス・ホッケー	（9）	オーストラリア	4.67	62.0	T	Withers ら（1977）
水球	（10）	（オーストラリア スペイン）	4.97	61.4	T	Novak ら（1978）
スキー・ジャンプ	（9）	フィンランド	4.25	61.3	T	Rusko ら（1978）
陸上・短距離	（6）	ベルギー	4.35	60.1	B	Crielaard と Pirnay（1981）
ハンドボール	（—）	ノールウェー	4.88	60.0	T	Hermansen（1973）
フットボール	（16）	アメリカ	5.65	59.7	T	Novak ら（1968）
バスケット・ボール	（11）	オーストラリア	4.82	58.5	T	Withers ら（1977）
フィギュア・スケート	（9）	カナダ	3.4	58.5	T	Niinimaa（1982）
陸上・十種競技	（9）	アメリカ	4.88	57.6	T	Faris ら（1980）
バレー	（—）	アメリカ	4.77	56.4	—	Conlee ら（1982）
野球	（10）	アメリカ	4.47	52.3	T	Novak ら（1968）
フィルド・ホッケー	（12）	インド	3.23	50.7	T	Kansai ら（1980）
ラグビー	（11）	イギリス	3.90	50.3	B	Withams ら（1973）
体操・ダンス	（4）	カナダ	3.20	49.2	T	Lavoie と Léve-Néron（1982）
柔道　重量級	（10）	日 本	3.96	40.1	B	山地ら（1978）
中重量級	（4）	日 本	3.52	44.3	B	
軽量級	（4）	日 本	3.03	47.2	B	

ただし，T：トレッドミル走，B：自転車駆動　—：不明

山地啓司「一流スポーツ選手の最大酸素摂取量体育学研究」体育学研究30（3），183-193，1985

（練習問題）

1. 心臓の刺激伝導系について説明しなさい．
2. 心電図の基本波形を図示し，各波について説明しなさい．
3. スポーツ心臓の特性について説明しなさい．
4. 運動強度の増加に伴う心拍数，1回拍出量および心拍出量の変化について説明しなさい．
5. 筋ポンプ作用について説明しなさい．
6. 運動時の血流配分について説明しなさい．
7. 運動の種類と運動時の血圧変化について説明しなさい．
8. トレーニングによる心機能の変化について説明しなさい．
9. トレーニングが血圧に及ぼす影響について説明しなさい．

第6章　運動と血液・免疫

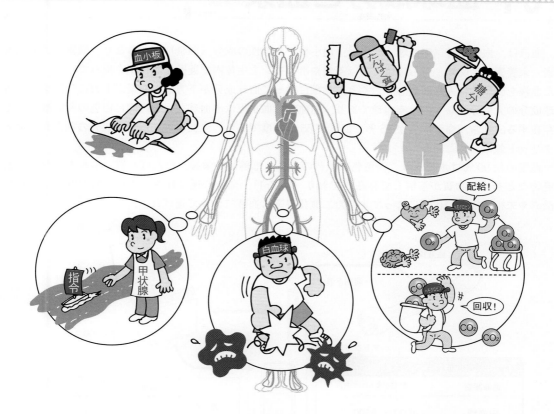

　血液は，血球成分（赤血球，白血球，血小板）と液性の成分（血漿）とからなり，酸素や二酸化炭素，栄養素や老廃物，さらにはホルモンを生体内で運搬する役割を担っている．貧血（赤血球の減少）になると酸素の運搬能が低下し持久的運動能力が低下する．また，赤血球あるいは血液量の増加による運動パフォーマンスの向上を期待して，高地トレーニングが行われる．白血球は感染防御（免疫）の働きをしており，白血球減少では感染症にかかりやすくなり，白血球増多は細菌感染症の所見として用いられる．本章では，血球成分と血漿の働き，さらに運動やトレーニングによる変化について説明する．

学習目標
1. 3種類の血球成分の働きについて理解する.
2. 運動選手の貧血について理解する.
3. 運動時の血漿量の変化について理解する.
4. 運動の免疫能への影響について理解する.

01 血球成分と血漿

　血液は，血球成分（赤血球，白血球，血小板）と液性の成分（血漿）とからなり，酸素や二酸化炭素，栄養素や老廃物，さらにはたんぱく質やホルモンを生体内で運搬する役割を担っている．採血した血液を試験管に入れ静置しておくと，比重に従って血球成分が下方に，血漿が上方に分離する．血球成分の大部分をなすのは赤血球であり，白血球と血小板は赤血球と血漿の間に白色の薄い層として存在する．通常，血球成分が45 %，血漿が55 %程度である．全血に対する血球成分の割合をヘマトクリット値（%）という．

　血漿の約90 %は水であり，淡黄色の液体の中に，電解質，栄養，たんぱく質，ホルモンおよび老廃物など多くの物質が溶解して存在しており（**図6-1**），全身に運ばれる．また，肺で取り込まれた酸素や末梢組織での代謝によって生じた二酸化炭素も血液によって運ばれる．

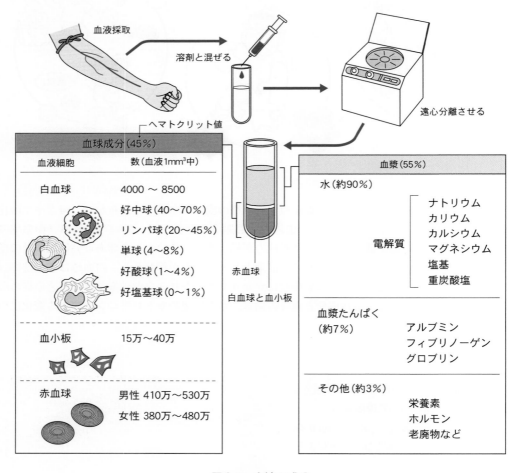

図6-1　血液の成分

02 血球成分

1 血球の種類とその産生

　赤血球，白血球，血小板の３つの血球成分すべてが，骨髄において１つの造血幹細胞から分化・形成される（図6-2）．通常，幼弱な細胞は骨髄内にとどまり，末梢血中には成熟した細胞のみがみられる．赤血球の産生は腎臓から分泌されるエリスロポエチンによって促進される．高地・低酸素環境では，エリスロポエチンの分泌が亢進し，造血に繋がる（高地トレーニング）．

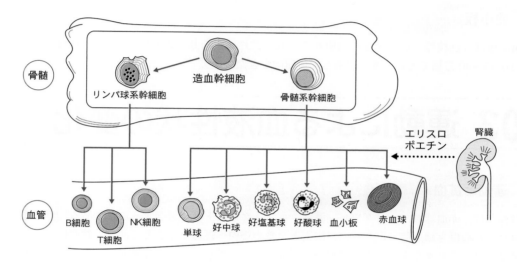

図6-2　血球の分化

2 赤血球

　赤血球は，円板状で中心がくぼんだドーナツ状の形をしている（図6-3）．この形態は体積当たりの表面積が大きくなるため，酸素や二酸化炭素の移動にとって好都合である．また，柔らかいため自在に形状を変え，狭い孔を通り抜けることができる．成熟赤血球は，核，小胞体，ミトコンドリア，ゴルジ装置を欠き，細胞質の多く（34%）が，酸素を運搬するたんぱく質であるヘモグロビンで満たされている．酸素の運搬という機能に特化した細胞といえる．また，ミトコンドリアを欠き，エネルギー代謝を解糖系に依存するため，赤血球自身は酸素を消費せず，非常に効率の良い酸素の担体

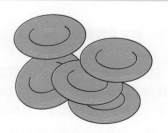

図6-3　正常な成熟赤血球

（運び手）である．赤血球数は血液1μL当たり男性では410〜530万個，女性では380〜480万個と，白血球数（4,000〜8,500個）の約1,000倍と多く，血液の粘性の元となる．

３ 白血球

　白血球は，好中球（40～70％），好酸球（1～4％），好塩基球（0～1％），リンパ球（20～45％），単球（4～8％）に，その形態や染色した際の細胞質内の顆粒の染まり方によって分類される．白血球は，感染症や腫瘍などから生体を守る生体防御（免疫）機能を担う．白血球数は血液1μL当たり4000～8500個と赤血球に比べて少ない．細菌感染症になると白血球（特に好中球）が増加し，体内に侵入した細菌の除去に働く．このように白血球増多は細菌感染症の所見のひとつである．反対に，抗がん剤やある種の薬剤投与時にみられる白血球減少は免疫機能の低下を引き起こし，感染症にかかりやすくなる．

４ 血小板

　血小板は，巨核球という大きな細胞がこわれた破片からなり，止血に働く．血小板数は血液1μL当たり15～40万個である．減少すると出血傾向をきたす．

03 運動による血液性状の変化

１ 運動と貧血

　貧血とは，赤血球数，ヘモグロビン濃度，ヘマトクリット値が減少することである．赤血球（ヘモグロビン）の働きは，肺で取り込んだ酸素を全身の細胞へ運搬することであり，貧血によって，酸素の運び手（トラックやダンプカーに相当）が減ると，活動筋への酸素運搬能が低下し，持久的運動能力の低下につながる．貧血の初期には，酸素需要が少ない安静時には酸素不足は生じず無症状であるが，酸素需要が増す運動時にのみ酸素不足をきたすため，運動（労作）時の息切れが貧血の初発症状である．血中ヘモグロビン濃度が0.3g/dL低下すると，最大酸素摂取量が1％，持久力が2％低下する．

① 鉄欠乏性貧血

　ヘモグロビンの材料として，たんぱく質と鉄が必要である．食事からの鉄の摂取量が低下したり（偏食や減量），体外への鉄損失が増加したり（消化管出血，血尿，過多月経など）すると，生体内が鉄欠乏状態となり，新たな赤血球がうまく造れなくなり，貧血を生じる．これが鉄欠乏性貧血であり，一般人においても，運動選手においても，最も多くみられるタイプの貧血である．鉄欠乏性貧血では，小型で色の薄い赤血球となり，小球性低色素性となる．

　成人男性の生体内には約3,800mgの鉄が存在し，酸素運搬に働いている鉄を機能鉄（ヘモグロビン：約2,300mg，ミオグロビン：約320mg，他：180mg），肝臓や脾臓に蓄えられている鉄を貯蔵鉄（約1,000mg）とよぶ．

　経口鉄剤を2週間程度服用すると，血中ヘモグロビン濃度の上昇がみられるが，貯蔵鉄枯渇の状態は変わらず，服薬を止めると再び，鉄欠乏性貧血となるため，貯蔵鉄の補充のためには，3ヶ月程度の服薬が一般に必要である．鉄剤の静脈内投与は，大量の鉄が一度に体内へ入り，肝臓，心臓，すい臓，皮膚などの組織へ沈着し，臓器障害をきたすことがあるため注意が必要である．

②　溶血性貧血

　血管内で赤血球が壊されることを溶血という．運動選手に特有の貧血として溶血性貧血がある．運動時に多くのステップを踏むランナーやダンサーは，着地時の機械的衝撃によって，足底部の毛細血管内を流れる赤血球がこわされ，溶血を生じることが知られている．運動時に発汗すれば，脱水と浸透圧上昇が生じる．また，酸素消費量の増加に伴って，活性酸素の取込みも増加する（酸化ストレス）．浸透圧上昇と酸化ストレスはどちらも，赤血球の細胞膜の脆弱化を引き起こし，溶血促進の要因となる．

③　その他の貧血

　その他にも，ビタミンB_{12}や葉酸の不足によって生じる巨赤芽球性貧血（大球性高色素性）や造血機能全体が低下する再生不良性貧血などがある．

　頻度的には鉄欠乏性貧血が最も多いが，安易に鉄のサプリメントを服用するのではなく，医療機関を受診し貧血の原因を明らかにした上で，原因に応じた治療をすることが大切である．

2　運動と血漿量

　ヒトの体液量は成人男子では体重の60％，成人女子では体重の55％，乳幼児では体重の65％である．成人男子では60％のうち，細胞内液（ICF）が40％，細胞外液（ECF）が20％（血漿量は体重の5％）を占める（**図6-4**）．乳幼児は水分の割合が多いが，細胞外液の割合が多いため体外へ失われやすく，脱水を起こしやすい．汗は血漿を材料に作られるため，運動時に汗をかくと，血漿（細胞外液）量が減少する．下痢やおう吐による脱水の場合も同様に，血漿（細胞外液）量が減少する（**図6-4**）．

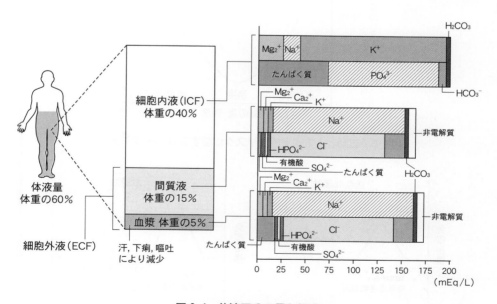

図6-4　体液区分の量と組成

　細胞外液（血漿，間質液）と細胞内液とで，電解質の濃度は大きく異なる．血漿中に最も多く含まれる陽イオンはナトリウム，陰イオンは塩素イオンであるが，細胞内液中に最も多く含まれる陽イオ

ンはカリウム，陰イオンはリン酸イオンである（**図6-4**）．そのため，細胞外液が失われるおう吐や下痢，そして運動時の発汗に伴う脱水では，水と一緒にナトリウムと塩素イオン（合わせると Na^+ + Cl^- → $NaCl$）つまり食塩を失うため，補給する飲料には塩分が含まれている．

　一方，持久的運動トレーニングを継続すると，血漿量の増加が生じる．赤血球数やヘモグロビン濃度の増加がなくとも，血漿量の増加だけで最大酸素摂取量が増加することが報告されている．血漿量増加の主な要因として，血漿たんぱく，特に，アルブミンの増加がある．アルブミン1gは約18mLの水を血管内に保持するため，アルブミンの増加は血漿量の増加につながる．

04 運動と免疫機能

　適度な運動を定期的に行うと感染症のリスクが減少する．健康運動を行うことの利点のひとつである．一方，マラソンのような激しい運動後の1〜2週間は，逆に上気道炎にかかりやすくなることが知られている．このような運動と上気道炎感染リスクとの関係については，Jカーブモデルが提唱されている（**図6-5**）．このように，激しい運動後数時間にわたり，NK細胞数・活性，唾液中IgAなどが一過性に抑制され，免疫抑制状態が生じるが，これを，病原体に門戸を開放して易感染性になることに例えて，オープンウインドウ説が提唱されている．

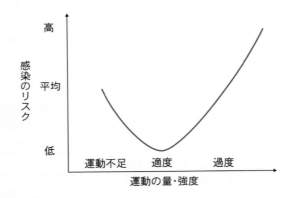

図6-5　運動と上気道炎感染リスクに関するJカーブモデル

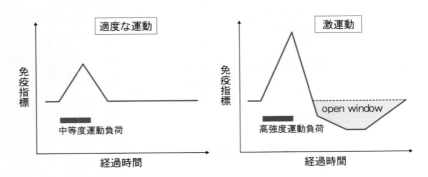

図6-6　激運動後に生じる一過性免疫抑制状態（オープンウインドウ説）

1　白血球

　高強度の運動後には，一過性に白血球（好中球）増多が生じる．フルマラソンやトライアスロンでは，1万 / μL を超えることもある．これには，骨髄から末梢血中への白血球の動員や運動の強度に依存して分泌されるコルチゾールやカテコラミンの影響が考えられている．

2　ナチュラルキラー（NK）細胞

　ナチュラルキラー（NK）細胞は，細胞質内に特異な顆粒を有する中〜大型のリンパ球である．末梢血中のリンパ球の 3-10％をしめる．NK 細胞は生体防御の初期応答，なかでも，ウイルス感染やがん細胞からの防御に重要な役割を果たす．スポーツ選手では，運動習慣のない一般人に比較して，NK 細胞の機能（NK 細胞活性）が高いことが知られている．

　一方，短時間・高強度の急性運動を行うと，NK 細胞数は運動直後に 6 倍にも増加し，運動終了後には運動前の半数にまで減少する．NK 細胞数の増加の要因として，好中球の増加と同様にカテコラミンの影響が考えられるが，運動終了後に NK 細胞数が減少する機序は不明である．また，NK 細胞活性も激運動後に低下することが知られている．

3　唾液中 IgA

　唾液中には免疫グロブリン A（IgA）が認められ，口腔粘膜において病原体の粘膜下への侵入を防ぐ働きをしている．唾液 IgA は軽い運動では影響を受けないが，高強度・長時間の運動では低下する．

（練習問題）

1. 赤血球,白血球,血小板の働きについて説明しなさい.
2. 鉄欠乏性貧血について説明しなさい.
3. 運動選手に特有の溶血性貧血の発生機序について説明しなさい.
4. 細胞内液と細胞外液の割合について説明しなさい.また運動時の脱水の際に失われるのはどちらか.
5. 持久的な運動トレーニングを継続すると血漿量が増加する機序について説明しなさい.
6. 運動と上気道炎感染に関するJカーブモデルについて説明しなさい.

第7章 運動と内分泌

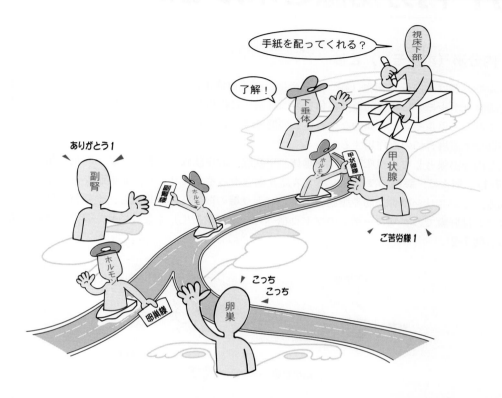

　内分泌系は自律神経系と協調して，外界や体内の変化に対して，生体の内部環境をほぼ一定に保つ（恒常性，ホメオスタシス）ように働く．内分泌系と自律神経系は作用時間の違いで住み分けを行う．自律神経系は神経系を介する情報伝達であるため，秒単位で素早く働くのに対して，内分泌系は時間から日の単位でゆっくりと働く．

　内分泌腺はホルモン（特定の機能を有する化学物質）を産生し，①特別な導管なしに直接，血液中にホルモンを分泌（放出）する．②ホルモンは血流にのって全身をくまなくめぐり，③標的細胞の固有の受容器（レセプター）に結合することで，作用を発揮する．ホルモンと固有の受容器との関係は，鍵と鍵穴の関係に例えられるように，両者の形態がぴったりと符合する場合にのみ作用（開錠）する．

　本章では生体にとって，運動は大きなストレス（外乱）であり，ストレスから生体を守る意味においても，より良い運動パフォーマンスが発揮できるように生体内の環境を整える意味においても重要な内分泌系の働きについて学習する．

学習目標

1. 内分泌腺の位置，分泌されるホルモンとその作用について理解する．
2. 急性運動時のホルモン変動について理解する．
3. 運動時に体液量や血圧を維持するために働くホルモンについて理解する．
4. 女性アスリートに特有の月経周期と運動や減量に伴う問題について理解する．

01 内分泌腺とホルモン

1 内分泌（ホルモン）とは

　ホルモンとは，内分泌細胞（腺）から産生，直接血液中に分泌され，血液によって全身を循環し，標的細胞（ホルモンに特異的な受容体を持つ細胞）に作用し，その細胞の機能を調節する化学物質のことである．ホルモンと特異的な受容体との関係は，鍵と鍵穴の関係に例えられるように，両者の形態が符合する場合にのみ作用する．

　主な内分泌腺として，視床下部，下垂体，甲状腺，副甲状腺，副腎，膵臓，卵巣，精巣などがある（図7-1）．例えば，膵臓のランゲルハンス島 β 細胞からインスリンが，α 細胞からグルカゴンが分泌される．インスリンは骨格筋や脂肪組織へのブドウ糖の取り込みを促進し，血糖値を低下させる．グルカゴンは肝臓でのグリコーゲンのブドウ糖への分解（糖新生）を促進させ，強力に血糖値を上昇させる（図7-2）．

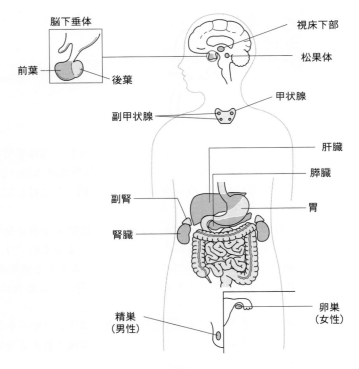

図7-1　主な内分泌腺の位置

2 内分泌腺と放出されるホルモン

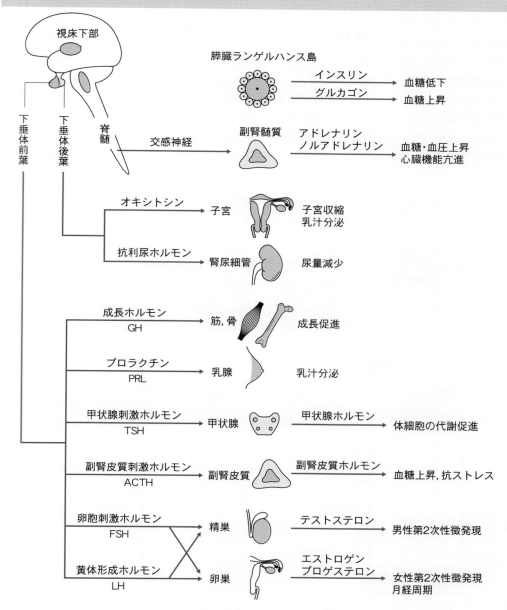

図7-2 主な内分泌腺と放出されるホルモンおよびその作用

3 負のフィードバック調節機構

　ホルモンの血中濃度を一定（狭い範囲）に保つこと（ホメオスタシス）は，生体の機能を維持する上で重要である．この調節はネガティブ・フィードバック機構により行われる．ネガティブ・フィードバック調節とは，生体に加わった変化を打消す方向の反応を引き起こし，恒常性を維持する機構のことであり，生体の調節系のほとんどはこの機構により調節される（ホルモン以外にも，体温，血

圧・心拍数，換気量，血糖値など）．甲状腺ホルモンを例に，ネガティブ・フィードバック機構による調節について説明する（**図7-3**）．

　血中の甲状腺ホルモンであるトリヨードサイロニン（T_3）とサイロキシン（T_4）の濃度は，上位の調節中枢である視床下部および下垂体によりモニターされており，なんらかの原因で甲状腺ホルモンの濃度が過多となると，下垂体からのTSH（甲状腺刺激ホルモン）が抑制され，その結果，甲状腺からの甲状腺ホルモンの分泌も抑制され，血中の甲状腺ホルモン濃度が正常化する．これは短いループのネガティブ・フィードバック機構である．同時に，甲状腺ホルモンの濃度過多はさらに上位の調節中枢である視床下部においても感知され，視床下部からのTRH（TSH放出ホルモン）分泌抑制→下垂体からのTSH分泌抑制→甲状腺からの甲状腺ホルモン分泌抑制→血中甲状腺ホルモン濃度正常化という長いループのネガティブ・フィードバック機構も働く．

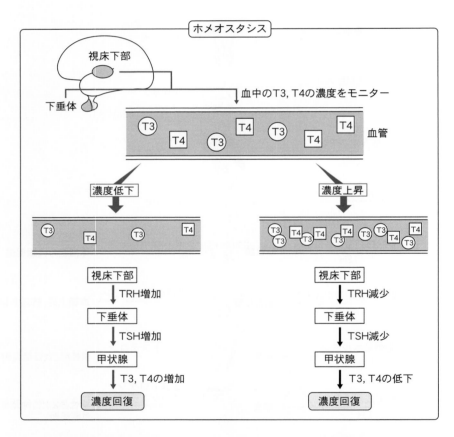

図7-3　甲状腺ホルモンのネガティブ・フィードバック機構による調節

02 運動時のホルモン変動

1 運動強度とホルモン応答

　運動は，生体にとって大きなストレス（外乱）である．運動時には，種々のホルモンの分泌に変化が生じる．特に，運動の強度はホルモン分泌に強く影響する．副腎皮質から分泌される糖質コルチコイド（コルチゾール）は抗ストレス作用を持ち，生体がストレスを感じると下垂体から ACTH（副腎皮質刺激ホルモン）が分泌され，副腎皮質からのコルチゾール分泌を促進する．運動の強度としては，最大酸素摂取量の 50〜60 ％の強度で，およそ血中乳酸濃度が増加し始める乳酸性作業閾値（Lactate Threshold, LT）に相当する（**図 7-4**）．この強度を超えると，下垂体前葉から ACTH，成長ホルモン，プロラクチン，TSH などの分泌が増加する．また，運動に伴う心拍出量を維持するために，交感神経系の興奮が高まり，交感神経終末よりノルアドレナリンが，下垂体後葉からバソプレッシン（AVP）が分泌される．運動強度が LT よりさらに高くなるとそのストレスに交感神経—副腎髄質系が応答し，アドレナリン分泌が高まる．インスリン濃度は運動中に低下する．運動中はエネルギー供給のために血糖値が高い方が好都合である．運動中の骨格筋がインスリンに依存せずにブドウ糖を取り込めるためである．

2 体液量・血圧調節

① 心房性 Na 利尿ホルモン

　心房性 Na 利尿ペプチド（ANP）は，心房壁の伸展によって心臓から分泌されるホルモンで，腎臓に作用し，Na 利尿を引き起こし循環血漿量を減らし，血管拡張にも働き，血圧を低下させる．バソプレッシン（AVP）の分泌が乳酸性作業閾値を超える運動により増加するのに対して，ANP は運動の早期（LT よりも低い強度）からその分泌が増加する（**図 7-4**）．

② レニン−アンギオテンシン−アルドステロン系とバソプレッシン

　レニンは腎臓の傍糸球体装置において，腎血流の低下に反応して産生・分泌され，肝臓で産生されるアンギオテンシノーゲンをアンギオテンシン I に変換する．アンギオテンシン I は，肺に存在するアンギオテンシン変換酵素（ACE）の働きによって，アンギオテンシン II（活性型）となる．アンギオテンシン II は血管収縮作用（血圧上昇）を持ち，副腎皮質からのアルドステロンの分泌を促進する．アルドステロンは腎臓の遠位尿細管での Na の再吸収を促進し，体液量を増加させる．この系は体液量および血圧の調節に働いており，レニン−アンギオテンシン−アルドステロン系と呼ばれる．運動時には，運動の早期（LT よりも低い強度）からその分泌が増加する．

　バソプレッシン（AVP）は，下垂体後葉から分泌され，腎臓の集合管での水の再吸収を促進し体液量を増加させる（尿量を減少させるため抗利尿ホルモンとも呼ばれる）とともに，血管平滑筋を収縮させ，血圧を上昇させる．運動強度が LT より高くなるとその分泌が増加する（**図 7-4**）．

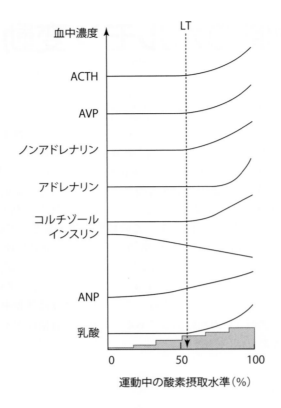

図7-4　運動強度とホルモン応答

3　筋肉増強作用

①　成長ホルモン，インスリン様成長因子-1（IGF-1）

　成長ホルモンは睡眠，食事，運動などの刺激により分泌が促進され，骨や骨格筋の成長促進に働く．その作用のほとんどは，インスリン様成長因子-1（IGF-1）により介在される．IGF-1は脂肪細胞では脂肪分解を促進し，筋ではたんぱく合成を促進する．睡眠中の成長ホルモンの分泌は，種々の組織の修復に働くと考えられる．筋肥大のためには運動トレーニングが必要である．持久的運動では，その強度が乳酸性作業閾値（LT）を超えると分泌が増加する．レジスタンストレーニングでは，中程度の負荷の運動から血中成長ホルモン濃度が増加し，負荷が高強度になるとさらに増加する．レジスタンストレーニングでは，運動直後から約1時間にわたり血中成長ホルモン濃度が増加する．成長ホルモン，IGF-1ともに外的に投与・摂取すると禁止薬物である．

②　男性ホルモン

　男性では，精巣からテストステロンが分泌される（内因性男性ホルモン）．女性においても，デヒドロエピアンドロステロン（DHEA），アンドロステンジオンが副腎皮質から性コルチコイドとして分泌されるが，その作用はテストステロンの約1/10，約1/5と弱い．男性ホルモンおよびその類似物質は，男性化作用（男性の第2次性徴を生じる）とたんぱく同化作用（筋たんぱく合成を促進し，筋肥大を生じる）を持つ．化学的に合成された種々のアナボリックステロイド（たんぱく同化作用を持つ物質）が存在している．一部のアスリートが筋肉増強剤としてこのような物質を用いてきた歴史

があるが，ドーピング違反物質の代表である．また，植物由来の物質にもたんぱく同化作用を持つものがあり，注意が必要である．

　男性に男性ホルモンを外から投与すると雄性化（性的早熟，第2次性徴の早期発現，骨端線の早期閉鎖（低身長））を生じるとともに，筋肉量を増加させるが，運動パフォーマンスへの効果は必ずしも証明されていない．女性に男性ホルモンを投与すると，男性化（上半身の筋肉増強，体脂肪の減少，声の変化，月経停止，顔の体毛増加（ひげ），陰核肥大，男性型のはげ）が生じる．一部の変化は不可逆的であり，投与中止後も回復しないため，その影響は深刻である．

4 マイオカイン

　インターロイキン‐6（IL-6）は炎症性サイトカインの1つであり，炎症や感染症などで免疫系の細胞から分泌され，その血中濃度が高まる．一方，筋（および脂肪組織）からも分泌されることが明らかとなり，骨格筋も内分泌器官の1つとして認識され，筋細胞から分泌するサイトカインをマイオカインと呼ぶ．中程度以上の強度の大きな筋群の運動時には，血中IL-6濃度が増加する．

5 アディポカインとインスリン抵抗性

　かつては単に脂肪を蓄積する細胞と考えられていた脂肪細胞から，**図7-5**に示したような種々の生理活性物質が分泌され，インスリン抵抗性を惹起し，肥満，糖尿病，動脈硬化，さらにメタボリックシンドロームの発症に関与している．

　レプチンは脂肪細胞から分泌され，視床下部に働き，摂食の抑制とエネルギー代謝の亢進を引き起こす．その結果，肥満の解消につながるはずであるが，肥満者ではレプチンの血中濃度は増すが，レプチンの血中濃度に見合う作用が生じない"レプチン抵抗性"が生じてしまうため，十分な摂食抑制やエネルギー代謝の亢進が発現せず，肥満の解消につながらない．レプチンの血中濃度は脂肪細胞量に依存し，運動トレーニングには直接には影響されない．

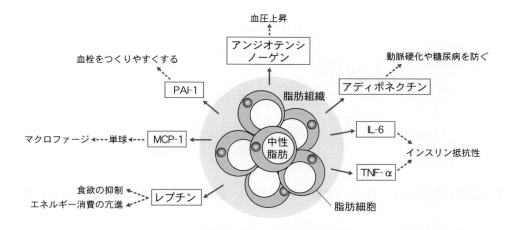

図 7-5　脂肪細胞から分泌されるアディポカイン

03 女性アスリートと運動

1 女性の性周期

　日本人では 12 歳前後で体重が 40〜43kg になると月経初来（初経）を認め，50 歳前後で閉経を迎える．月経の終わりから，FSH（卵胞刺激ホルモン）により卵巣内で卵胞が発育し始める．同時に卵巣からエストロゲンが分泌され，その刺激で子宮内膜の増殖が起こり厚みが増す．卵胞が成熟するにつれてエストロゲンの分泌が急増し，その情報が視床下部－下垂体系へフィードバックされ，下垂体からの LH 分泌の急増（LH サージ）を引き起こし，排卵が起こる．この調節は，エストロゲンの増加が LH サージを誘発する正のフィードバック機構である．排卵後，卵胞は黄体になり，プロゲステロンが分泌される．プロゲステロンにより子宮粘膜は柔らかくなり，受精卵の着床に適した状態となる．受精により妊娠が成立すると，黄体は次第に小さくなり，白体となる．排卵後に受精，着床が起こらないと黄体は退化して，プロゲステロンとエストロゲンの分泌は低下し，肥厚した子宮粘膜が剥離して血液とともに排出される，これが月経である．（図 7-6）．

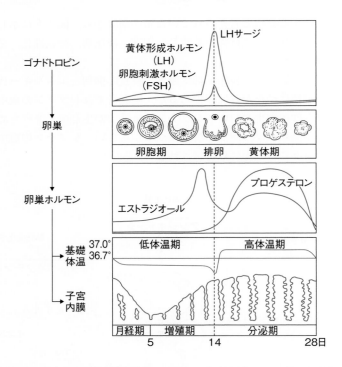

図 7-6　性周期に伴うゴナドトロピン（性腺刺激ホルモン），卵巣，卵巣ホルモン，基礎体温，子宮内膜の変化

2 女性アスリートの 3 主徴

　女性アスリートには，大会と月経が重なりパフォーマンスが十分に発揮できないことや月経時の疼痛（月経困難症）や月経前の気分変調や身体症状（月経前症候群）など，競技・スポーツを行う上で，月経周期に関連した女性特有の問題がある．容姿が評価対象となる審美系採点競技や減量を行う

必要のある体重階級制競技の場合には，体脂肪が減ることで月経異常，無月経をきたすことがある．高強度のトレーニングやストレスなども原因となり得る．運動選手にみられる無月経を，運動性無月経という．

　脂肪組織は，女性にとって，単に女性らしい丸みを帯びた体型をつくるだけではなく，女性ホルモンを産生する臓器として重要な意味を持つ．副腎皮質から分泌されるデヒドロエピアンドロステロン（DHEA）やアンドロステンジオンは弱い男性ホルモン作用を示すが，脂肪組織においてアロマターゼという酵素の働きによって，エストロゲンに変換される．脂肪組織が過度に減少すると，脂肪組織由来のエストロゲン産生が低下し，月経異常をきたす．正常な排卵性月経周期の確立には22%以上の体脂肪率が必要である．

　エネルギー充足度（利用可能エネルギー，energy availability），月経機能，骨密度の3つ相互関係に関連し，摂食障害，機能性無月経，骨粗鬆症などの臨床症状をきたす病態を，女性アスリートの3主徴と呼ぶ（図7-7）．エネルギー充足度とは，食事による摂取エネルギー量から運動に消費するエネルギー量を引いた値と定義され，運動後に他の身体機能のために残されたエネルギー量を意味する．この量が，除脂肪体重1kg当たり30kcal以上必要である．エネルギー充足度が至適な場合，骨密度も高く，正常月経であるが，エネルギー充足度が至適状態から減少すると（摂食障害を伴うことも伴わないこともある），種々の程度の骨密度の低下と月経異常を生じ，最重症型では，機能性無月経や骨粗鬆症の発症に至る．図7-7において，両端の三角形の間を結ぶ矢印付の点線は，正常（右端）から病的状態（左端）までの連続した状態を示し，女性アスリートの3主徴はこの連続した変化全体を指す．無月経が長期にわたると競技を止めても回復しないこともあり，放置せずに，治療を受ける必要がある．

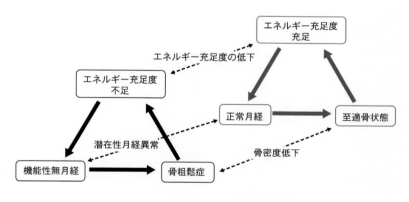

図7-7　女性アスリートの3主徴

練習問題
1. ホルモンの定義について説明しなさい．
2. ホルモンのネガティブフィードバック調節について例をあげて説明しなさい．
3. 女性の性周期に伴うゴナドトロピンと卵巣ホルモンの変化について説明しなさい．
4. 運動時の血中ホルモン濃度の変化と運動強度との関係について説明しなさい．
5. 運動時の体液量・血圧調節に働くホルモンについて説明しなさい．
6. 過度の減量が女性アスリートに及ぼす影響について説明しなさい．

第**8**章　運動と環境

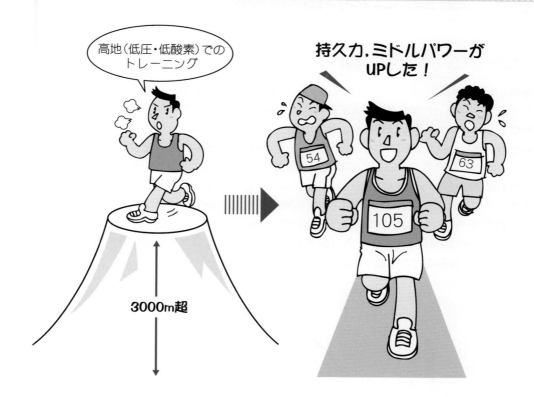

　ヒトは繰り返し運動を行うことによって，そのスポーツに特化した機能的・形態的特性を獲得することができる．さらに，さまざまな自然環境の変化に応じて機能や形態を変化させ，生命の恒常性（ホメオスタシス）を維持している．例えば，3,000 m を超えるような高地（つまり低圧・低酸素環境）に長期滞在すると，赤血球数を増加させてより多くの酸素を生体内に取り込もうとする．また熱帯地域に滞在すると，短期的には発汗量を増加させて暑熱耐性を高めようとするが，滞在が長期にわたると，発汗の蒸発効率を高めて暑熱環境での長期生存を可能とする．

　本章では，特にスポーツパフォーマンスと密接にかかわり合う高地環境下および高温環境下での生体反応と適応現象（トレーニング効果）について理解を深めることを目標とする．

学習目標

1. 高地環境下での生体反応について理解する．
2. 高地トレーニングの効果について理解する．
3. 特殊環境での生体変化について理解する．
4. 高温環境下での体温調節機構と競技成績の関係について理解する．
5. 暑熱順化について理解する．
6. 熱中症とその予防方法について理解する．

01 運動と高地環境

1 高地（低圧・低酸素）環境

　海抜0mでの大気圧は1気圧（760 mmHg）であるが，富士山頂（3,776 m）では約0.6気圧，エベレスト山頂（8,848 m）では約0.3気圧と高度の上昇に伴って大気圧は低下する．大気中に含まれる酸素や窒素などのガスの組成は高度が上昇しても一定であるが，大気圧の低下とともにガス分圧も低下するため高地では低酸素状態になる．ヒトが長期にわたって居住できる最高の高度は約5,000mといわれているが，全世界でみるとこの高度で居住している人口は10万人を超えるという．1気圧での肺胞内の酸素分圧（PaO_2）は約100 mmHgであり，呼吸によって肺胞内に取り込まれたO_2が動脈血中のヘモグロビンと結合する割合（動脈血酸素飽和度；SaO_2）は約98％である．しかしながら，富士山頂やエベレスト山頂でのPaO_2はそれぞれ65 mmHg，30 mmHgとなるため，SaO_2はそれぞれ約90％から約50％にまで低下する（図8-1）．このような低酸素状態が長時間続くと，吐き気，食欲不振，不眠，浮腫などの症状が現れる．

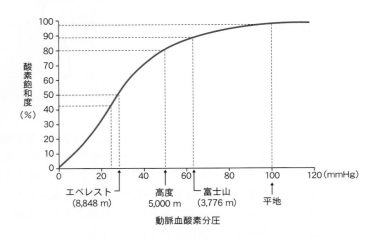

図8-1　酸素分圧と血中酸素飽和度の関係

2 高地環境での生体反応

　高地環境への曝露に対する生理的反応で最も早く現れるのが，心拍数や換気量（一回換気量）の増加であり数分単位でおこる．これは，体内で減少した酸素を元に戻そうとする急性の反応であるが，心拍数の増加については数日後には元のレベルに戻る．高地環境での換気応答は平地とは異なり，頸動脈小体にある末梢化学受容体がPaO_2の低下を感知することが中心的な役割を果たしているが，しだいに細胞外液のpH（あるいはPCO_2）の変化に対して延髄の腹側表面にある中枢化学受容体が反応するようになる．また高地環境への曝露1〜2日後には，血液中の酸素をできるだけ多くの組織に供給するために赤血球の2,3-DPG（2,3-ジホスホグリセリン酸）が増加し，1〜2週間後には赤血球数やヘモグロビン濃度自体が増加する．数十年〜数世代にわたって標高4,000m級の高地に住むチベット人では，低酸素に過剰に反応することはなくなり，換気量はむしろ低下する．また，酸素をよ

り効率的に利用できるように，骨格筋の毛細血管の発達，ミオグロビン濃度の増加，酸素解離曲線の右方移動（高度が 5,000 m を超えると左方移動するともいわれている）が見られる．さらに細胞レベルでの適応変化も認められ，細胞内のミトコンドリアの数は平地住民よりも少なくなる．

3 高地環境における有酸素性および無酸素性作業能力

　高地環境では，組織に運搬される O_2 が減少するとともに心機能も低下するため，有酸素性作業能力（全身持久力）が低下する（図 8-2）．全身持久力の低下は高度 1,000 m を超えたあたりから始まり，その後は高度上昇とともに指数関数的に低下する．また，競技時間が長くなるにつれて記録の低下率も上昇するが，持久的トレーニングや高地環境での長期滞在により低下率は低減できる．

　一方，運動時のエネルギー供給が ATP-PCr 系および解糖系でまかなえる無酸素性作業能力については，競技成績の低下はほとんどない．逆に，高地環境では空気の密度が低く，空気抵抗が少なくなるため，短距離走，走り幅跳び，スピードスケートなど，空気抵抗の影響が極めて大きい競技ではむしろ好成績が得やすくなる．

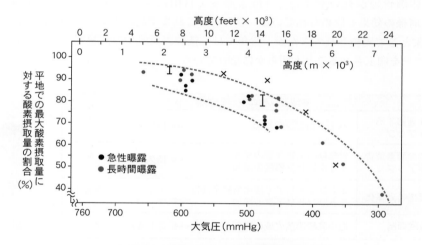

図 8-2　高度（大気圧）と最大酸素摂取量の関係

4 高地トレーニング

　高地環境では全身持久力が低下するため，地上と同じトレーニングを行っても相対的負荷レベルが高くなる．よって，高地に一定期間滞在してトレーニングを行う（Living High, Training High；LH-TH 法）ことにより，呼吸・循環器系や酸素運搬能力の亢進などが期待できる（図 8-3）．

　我が国では，標高 1,800 m 〜 2,500 m 程度で高地トレーニングが実施されることが多い．高地トレーニングを行う際には，①どのような事前準備をし，②どのぐらいの期間，③どのようなトレーニングを行い，④どのようなタイミングで平地に戻るかを決める必要がある．まず事前準備としては，体調を万全にして臨むことが非常に重要であることから，高地へ行く前の激しいトレーニングは避けるようにする．また，医療機関で貧血検査を行い，血清鉄や貯蔵鉄（フェリチン）が十分に備蓄されているかを確認する．次に，滞在期間であるが，赤血球数やヘモグロビンの増加には 3 週間以上の滞在が必要とされている．しかしながら，長期間の高地でのトレーニングは疲労の蓄積の危険性が高まることから，10 日〜 2 週間の期間で平地と高地の滞在を繰り返してトレーニングを行うインターバ

ル高地トレーニングが考案されている．特に，初めて高地トレーニングを行う者には，短期間（1週間程度）で行う方が良い．3週間以上の高地トレーニングを行う際の注意点としては，第1週目は高地に体を馴らすために低強度でトレーニングを行い，第2週目以降から徐々に練習量を増やすようにする．高地では平地よりもトレーニング強度は低く，休息時間は平地よりも長く設定する．滞在期間中は，身体的および精神的な疲労度を常にチェックし，体調管理には十分に気をつける．競技会などで好成績を収めるために，どのようなタイミングで平地に戻るかは競技種目や選手によって大きく異なるが，陸上長距離選手などでは，下山1～2週間後かそれ以降に好成績が出ることが多いようである．

　しかしながら，LH-TH法ではトレーニングの質的・量的低下が見られることや，体調管理が難しく，コンディションを維持することが困難である場合も多く見られる．これらを解決する方法として，高地に滞在するがトレーニングは低地で行うLiving High, Training Low（LH-TL法）や先に述べたインターバル高地トレーニングが実施されており，その成果も得られている．また，高地トレーニングの効果は，主に"低酸素"によって起こると考えられていることから，常圧環境で低酸素環境を作る低酸素室を用いたトレーニングも行われている．これは，「高地に移動する時間や費用が節約できる」，「体調管理が行いやすい」，「酸素濃度を自由に設定できる」などのメリットがあり，LH-TH法と同様の効果も認められている．さらに，これまで高地トレーニングは主として持久的競技選手を対象として実施されてきたが，近年では，低酸素環境での高強度スプリントトレーニングが，最大パワーを向上させることも明らかになっている．

高地トレーニングの効果		
酸素を運搬する能力がアップ	ヘモグロビンの増加	→ 持久力アップ
筋肉での酸素消費能力がアップ	骨格筋の毛細血管の発達 ミオグロビン濃度の増加	→ 持久力アップ
ATP産生の効率化	ミトコンドリアの酸化系酵素活性 ミトコンドリア量の増加	→ エネルギー産生能力アップ
疲労抑制	血中乳酸濃度生成の抑制	→ ミドルパワーアップ

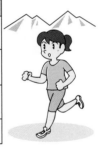

図8-3　高地トレーニングの主な効果

02 運動と特殊環境

1 宇宙環境下（微小重力環境）での生体反応

　ヒトは地球の重力（1G；約9.8 m/s^2）を受けて生活を営んでいるが，宇宙空間（国際宇宙ステーション）で滞在する宇宙飛行士は，微小重力環境（10^{-6}G程度）に曝されることになる．多くの宇宙飛行士が，微小重力環境へ到達して数時間以内に，吐き気，頭痛，食欲減退などの「宇宙酔い」と呼ばれる症状を経験する．宇宙酔いに引き続き，微小重力環境への到達3～5日後に発症するのが，頭部方向や胸腔内への体液シフトによる顔面の浮腫である．下肢の体積は片脚で約1L減少するのに対し，前額部の皮下組織は飛行前に比べて約7％肥厚する．頭部方向や胸腔内への体液シフトは静脈還

流量や1回拍出量を増加させるために血圧が上昇する．やがてそれに対応するべく，交感神経活動を抑制し，副交感神経活動を賦活化して血圧を低下させようとする自律神経系の調節が働く．続いて，Henry-Gauer反射と呼ばれる，抗利尿ホルモン（バソプレッシン）の分泌抑制，心房性ナトリウム利尿ペプチドの分泌促進やレニン－アンギオテンシン－アルドステロン系の抑制などの内分泌系の調節が起こることで利尿を促す．これらの機序は，微小重力環境での顔面の浮腫を代償し，新たな平衡状態を作り出すことで生体を適応させる基本的な役割を担う．

2　宇宙でのトレーニング

すべての宇宙飛行士は，宇宙飛行による骨格筋や心筋の萎縮，骨量の減少などを軽減させる目的で，国際宇宙ステーション滞在中にエルゴメータ，トレッドミル，抵抗負荷装置といった運動器具を使用して，毎日2時間の運動を行うことが義務付けられている（図8-4）．その運動の内容は，例えばエルゴメータを用いた運動では目標心拍数が60～80 %　HRmax，主観的運動強度がボルグ指数の13（ややきつい）を指標に行う．トレッドミルを用いた運動では肩と腰を保持するハーネスとバンジーコードを用いて体重の60～100 %相当の体軸負荷を加えながら，5～12 km/時の速度で走る．また，抵抗負荷装置を用いたバーベル運動では，体幹運動と四肢の運動を毎日3種類ずつ実施する．しかしながら，これらの運動を毎日2時間行っても，長期の宇宙滞在で下肢筋力は10～20 %（最大30 %）低下することから，より有効な運動負荷装置の開発が必要とされている．

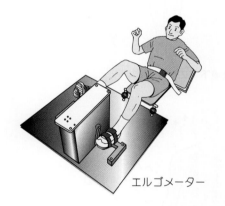
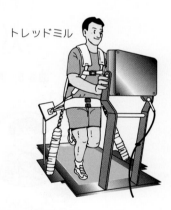

トレッドミル

エルゴメーター

図8-4　国際宇宙ステーション内での運動の様子

03　運動と高温環境

1　体温とその変動

恒温動物であるヒトの体温は約37±0.5℃に維持されているが，生体内の温度は全身で一様ではない（図8-5）．脳や臓器が存在する核心部の温度は核心温または深部温と呼ばれ，環境温が変化しても変動が少ないように調節される．核心温として，直腸，鼓膜，口腔，腋窩の温度が測定されるが，一般的に直腸温や鼓膜温に比べて，口腔温は0.3～0.5℃，腋窩温は0.5～1.0℃低い．一方，体表面の

温度は外殻温または皮膚温と呼ばれ，環境温の変化に伴って大きく変動する．

　体温は，熱産生量と熱放散量とのバランスによって調節される（**図8-6**）．安静時では，肝臓，脳，心臓，骨格筋などにおいて熱産生が行われるが，スポーツ活動時では骨格筋での熱産生量が増加する．体内で産生された熱は，輻射，対流，伝導および蒸発（発汗）により放散される．ヒトの体温は早朝に最低値となり，夕方に最高値を示すリズムを有する．この1日を1周期とする約1℃の体温変動は慨日リズムと呼ばれ，視床下部の視交叉上核にある中枢により制御されている（生物時計）．成人女性では，性周期に伴う体温変動が約28日の周期で見られ，卵胞期の体温は低く，排卵直後に上昇し，黄体期では高値を維持し，この性周期による変動幅は約0.5℃である．

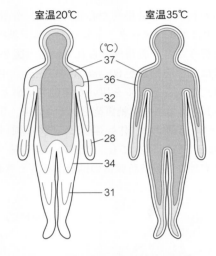

図8-5　異なる環境下での体温分布

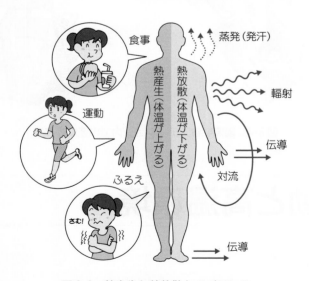

図8-6　熱産生と熱放散とのバランス

2　体温調節機構

　体温を一定レベルに調節する機構を体温調節機構という．全身の皮膚に存在する温度受容器と脳や腹部内臓などに存在する深部温度受容器で検出された温度情報は，視床下部に存在する体温調節中枢に入力して統合処理される．体温調節中枢は検出された温度情報をもとに，汗腺，皮膚血管，骨格筋などの効果器に信号を送り，暑さや寒さに対する反応をすることで体温を一定の水準に調節する．

　暑熱環境下や運動時の熱放散の主役は発汗である．ヒトが100 gの汗をかくと，汗が気化することによって58 kcalの熱を放散することができるが，これは体重70 kgのヒトが体温を約1℃上昇するのを防ぐ（人体の比熱 0.83×70 kg = 58.1 kcal）ことに等しい．ただし，汗は蒸発（気化）することにより熱を奪うことができる（有効発汗という）のであって，皮膚を滴り落ちる汗は熱放散に寄与しないため無効発汗と呼ばれる．

　汗は汗腺の分泌管で血液（血漿）を原料としてつくられる（前駆汗という）．発汗によって水と塩分が失われることになるが，塩分は汗腺の導管部でいくらかは血液中に再吸収されるため，皮膚表面に出てきた汗の塩分濃度は血漿中よりも薄くなる（**図8-7**）．発汗により脱水が進むと体液中の塩分濃度が濃くなるため血漿浸透圧が上昇する．血漿浸透圧の上昇は視床下部に存在する浸透圧受容器で感知され，喉の渇きが生じて飲水行動が促されるとともに，抗利尿ホルモンの作用により腎尿細管での水の再吸収を促進し，尿量を減らすことで体水分量を保持しようとする．また，腎臓ではレニン－アンギオテンシン－アルドステロン系が活性化されることにより，血圧の低下や脱水を防いでいる（**図8-8**）．

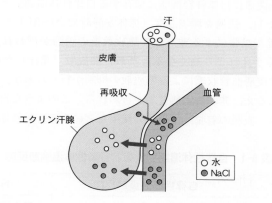

図8-7　汗の分泌と導管部での塩分の再吸収

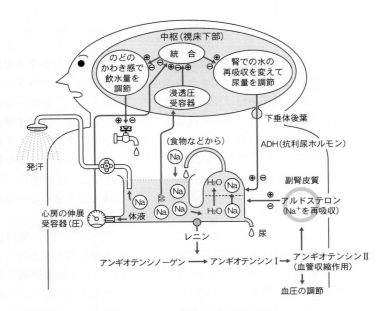

図 8-8　発汗時の体液調節の仕組み

3　自律性体温調節と行動性体温調節

　体温調節は，意識とは無関係に自律神経機能に依存する自律性体温調節と，意識的に行う行動性体温調節に分類される（**表 8-1**）．快適な環境温度（裸体安静時で 29〜31 ℃）では，自立性体温調節として，主に皮膚血管の収縮や拡張による非蒸散性熱放散量の調節が行われ，体温は一定に維持される．環境温が体温に近づくかそれより高くなると蒸散性熱放散（発汗）が唯一の熱放散の手段となる．他方，寒冷環境下では皮膚血管収縮による熱放散の抑制が行われるが，それでも体温を維持することができない場合にはふるえ，非ふるえ熱産生が行われる．このような自律性体温調節と相補的な関係にあるのが，食物摂取，衣服の着脱，冷暖房の使用などによる行動性体温調節である．

表 8-1　自律性体温調節反応と行動性体温調節反応

	自律性体温調節反応	行動性体温調節反応
体温の低下を防ぐ反応・行動	・皮膚血流量の減少 ・ふるえ ・非ふるえ産熱 ・立毛	・日光浴 ・身を寄せ合う ・温浴 ・運動 ・着衣 ・食物の摂取 ・暖房
体温の上昇を防ぐ反応・行動	・皮膚血流量の増大 ・不感蒸泄 ・発汗	・日陰にはいる ・水浴 ・打ち水 ・冷房 ・換気 ・脱衣

4 運動時の体温調節反応

環境温が5〜35℃の範囲であれば，運動時の体温は運動強度に比例して上昇する．運動に伴う代謝エネルギーの約80％が熱に変換されるため，筋収縮に伴う熱産生量は安静時の10〜20倍にも増加する．例えば，体重60 kgのヒトが1.5 L/分（約7.5 kcal/分）の酸素を消費する運動を行ったとすると1.2 L/分（約6 kcal/分）が熱に変換される．もし，熱放散がまったく行われなかったとすると，37℃である体温は1時間で43℃まで上昇する．しかしながら，皮膚血管拡張や発汗による熱放散によって，実際には1時間で約1℃程度の上昇にとどまる．

5 高温環境と競技成績

運動時の適度な体温上昇はパフォーマンスを高めるが，過度な体温の上昇はパフォーマンスを低下させる．運動前に身体を冷却もしくは加温し，高温環境下（40℃）で疲労困憊まで自転車運動を行わせた場合，運動開始時の体温が高いほど運動継続時間は短縮される（**図8-9**）．しかしながら，疲労困憊時の体温はいずれも40℃付近であることから，この体温が運動継続の限界レベルであると考えられる．これまで，持久的運動による疲労困憊の原因としては，筋グリコーゲンの枯渇などの代謝性因子によると考えられてきた．しかしながら，近年では脳内の神経伝達物質の増減が疲労の原因に大きく関与するという報告が見られる．中でも脳内のカテコールアミンが高体温時の疲労や暑熱耐性において重要な役割を果たしていることが明らかとなっている．

オリンピックのマラソン競技では環境温と完走率に高い相関があることが知られており，湿球黒球温度（wet-bulb globe temperature：WBGT）の上昇により，マラソンタイムの低下やパフォーマンスの減少率が大きくなる（**図8-10**）．つまり，高温環境が持久的な運動能力を左右する要因であることが分かる．一方，無酸素性の運動能力に関しては，高温環境が負の要因にはならない場合が多く，むしろウォーミングアップ効果により高いパフォーマンスを示す．

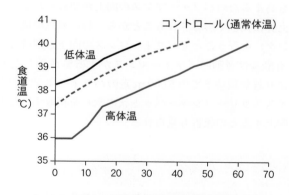

図8-9 体温の上昇と運動継続時間の関係

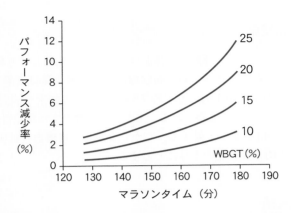

図8-10　異なる WBGT でのマラソンタイムとパフォーマンス減少率の関係

6　高温環境での水分補給と身体冷却

　温熱環境下での運動時には，脱水を防ぐために発汗量に見合った水分補給が重要であるが，一方で過度の飲みすぎは低ナトリウム血症（水中毒）の原因となる．適切な水分補給量は運動強度や気象条件によっても異なるが，体重の2〜3％以上の脱水が起こると競技能力が低下し，熱中症を起こす危険性が高まるので，「体重減少量（脱水量）が2％以内」となるように水分補給を心掛けることが目安となる．運動中は，「喉のかわき」に応じて自由に水分補給ができる環境を整えることが大切であり，競技中であっても適宜，休憩をとってこまめな水分補給を行えるように工夫することで，脱水量は2％以内におさまる．ただし，発汗による体重減少量は個人によって著しく異なることから，日頃から運動前後に体重を測る習慣をつけると良い．飲料水の組成としては，0.1〜0.2％の塩分（ナトリウムが40〜80 mg/100 mL）と糖分を含み，5〜15℃に冷やしたものが最も効果的である．特に1時間以上運動を行う場合には，3〜8％の糖質を含んだ飲料水を摂取することで，腸管内での水分の吸収が良くなり，保水率も高まるためパフォーマンスの向上が認められる．

　スポーツの成績は体温上昇に大きく影響されることから，特に暑熱環境下での運動時には，運動前に身体冷却（プレクーリング）を行うことでパフォーマンスの向上が期待できる．これまでの研究によると，身体冷却により有酸素性運動のパフォーマンスが4.25％改善したとの報告や，クーリングベストを着用することにより暑熱環境下での5,000 m走のパフォーマンスが向上したとの結果が得られている．最近では，アイススラリー（シャーベット状の氷）を摂取することで，暑熱環境下での持久系のパフォーマンスが向上するとの報告も見られる．

7　暑熱順化

　繰り返し暑さに曝されると熱放散能が向上し，耐暑反応が強化されて，より長時間の暑熱環境にも耐えられるようになる．この暑さに対する適応変化を暑熱順化という．暑熱順化には，シーズンごとに訪れる夏の暑さや数週間の発汗を伴う全身運動トレーニングなど，短期間に得られる暑さに対する適応変化の短期暑熱順化と，熱帯地域に長期滞在することによって得られる暑さに対する適応変化の長期暑熱順化がある．短期の暑熱順化は暑熱負荷の程度にもよるが，通常では暑熱負荷開始3〜5日で変化が表われ始め，約2週間程度で暑熱順化が成立する．短期暑熱順化による適応変化としては，①暑さに曝された際に早く汗が出るようになり（発汗発現閾値体温の低下），②体温上昇に伴う汗の

増加の割合（発汗速度）が大きくなり，③汗腺が分泌する最大発汗量も増加する．暑熱環境下での運動では最大で1時間当たり1.5〜2Lの発汗がみられる．また，皮膚血流量も増加するために熱放散能も向上し，生体の負担が次第に小さくなるために体温の上昇や心拍数が減少し，暑熱環境下での運動によく耐えられるようになる（**図8-11**）．暑熱順化が成立すると，発汗量の増加は体幹部よりも四肢においてより顕著に認められる．短期暑熱順化は一過性の変化であるため，暑熱負荷をやめると約3週間で効果は消失する．

熱帯地域に居住する住民のように，長期にわたって暑さに曝されることによって獲得される適応変化は，短期型とは適応の様相が大きく異なり，発汗量も少なく，汗中のNa濃度が低い．

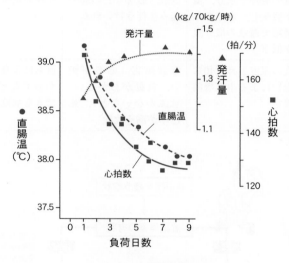

図8-11　短期暑熱順化

8 熱中症

熱中症とは，暑さによって生じる障害の総称であり，熱失神，熱けいれん，熱疲労，熱射病などの病型に分けられる（**表8-2**）．しかしながら，実際には上記の病型に明確に分かれているわけではなく，脱水，塩分不足，循環不全，体温上昇などさまざまな要因が組み合わさって生じていると考えられる．したがって，熱中症が疑われるような症状が見られた場合には，症状によって適格な対応が必要である（**図8-12**）．

表 8-2　熱中症の病型とその原因，症状および救急処置

熱中症の病型	原因	症状	救急処置
熱　失　神	皮膚など末梢血管の急激な拡張による血圧低下や脳血流減少	血圧低下，顔面が蒼白，めまい，早くて弱い脈，失神など	涼しいところへ運び，衣服をゆるめ，水分を補給する．足を高くし手足を末梢部から中心部に向けてマッサージするのも有効．水分補給ができない（嘔吐，吐き気などで）ときは病院へ運び点滴を受ける．
熱　疲　労	多量の発汗による水分や塩分の不足	脱力感，倦怠感，めまい，頭痛，吐き気など	
熱けいれん	多量の発汗で水分，塩分が喪失し，水分のみの補給で血液の塩分濃度が低下	四股，腹部などの筋の痛みを伴うけいれん	生理的食塩水（0.9％）を補給する
熱　射　病	過度の温度上昇（40℃以上）による中枢機能の異常	意識障害（応答が鈍い，言動がおかしい，意識がないなど），死亡率が高く危険	直ちに全身を冷却する（水をかけてあおぐなど），救急車で集中治療のできる病院へ一刻も早く運ぶ．

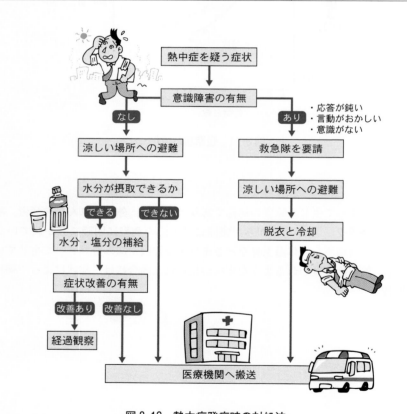

図 8-12　熱中症発症時の対処法

　公益財団法人日本体育協会は，「熱中症予防指針」と「熱中症予防 8 カ条」を 1993 年に発表し，スポーツ活動中の熱中症予防に務めている（表 8-3）．さらに近年では個別にガイドラインを定て熱中症予防対策を講じている（公）日本サッカー協会のようなスポーツ団体もある（表 8-4）．

表8-3 日本体育協会による熱中症予防運動指針

WBGT ℃	湿球温度℃	乾球温度℃		
31	27	35	運動は原則中止	WBGT31℃以上では，特別の場合以外は運動を中止する．特に子どもの場合には中止すべき．
▲▼	▲▼	▲▼	厳重警戒（激しい運動は中止）	WBGT28℃以上では，熱中症の危険性が高いので，激しい運動や持久走など体温が上昇しやすい運動は避ける．運動する場合には，頻繁に休息をとり水分・塩分の補給を行う．体力の低い人，暑さになれていない人は運動中止．
28	24	31		
▲▼	▲▼	▲▼	警戒（積極的に休息）	WBGT25℃以上では，熱中症の危険が増すので，積極的に休息をとり適宜，水分・塩分を補給する．激しい運動では，30分おきくらいに休息をとる。
25	21	28		
▲▼	▲▼	▲▼	注意（積極的に水分補給）	WBGT21℃以上では，熱中症による死亡事故が発生する可能性がある．熱中症の兆候に注意するとともに，運動の合間に積極的に水分・塩分を補給する．
21	18	24		
			ほぼ安全（適宜水分補給）	WBGT21℃未満では，通常は熱中症の危険は小さいが，適宜水分・塩分の補給は必要である．市民マラソンなどではこの条件でも熱中症が発生するので注意.

1) 環境条件の評価はWBGTが望ましい.
2) 乾球温度を用いる場合には，湿度に注意する．湿度が高ければ，1ランクきびしい環境条件の運動指針を適用する.

「スポーツ活動中の熱中症予防ガイドブック」公益財団法人　日本体育協会, 2013

表8-4　日本サッカー協会の熱中症対策のガイドライン

〈A〉（WBGT=28度以上の場合は，事前に1〜7を講じる）

①	ベンチを含む十分なスペースにテント等を設置し，日射を遮る．※全選手/スタッフが同時に入り，かつ氷や飲料等を置けるスペース．※スタジアム等に備え付けの屋根が透明のベンチは，日射を遮れず風通しも悪いため使用不可.
②	ベンチ内でスポーツドリンクが飲める環境を整える．※天然芝等の上でも，養生やバケツの設置等の対策を講じてスタジアム管理者の了解を得る.
③	各会場にWBGT計を備える.
④	審判員や運営スタッフ用，緊急対応用に，氷・スポーツドリンク・経口補水液を十分に準備する.
⑤	観戦者のために，飲料を購入できる環境（売店や自販機）を整える.
⑥	熱中症対応が可能な救急病院を準備する．特に夜間は宿直医による対応の可否を確認する.
⑦	［Cooling Break］または飲水タイムの準備をする.

〈B〉（WBGT=31度以上の場合は事前に以下も講じた上で，試合日の前日と翌日には試合を行わない. また，WBGT=31度以上となる時刻に試合を始めない.）

⑧	屋根の無い人工芝ピッチは原則として使用しない.
⑨	会場に医師，看護師，BLS（一次救命処置）資格保持者のいずれかを常駐させる.
⑩	10 クーラーがあるロッカールーム，医務室が設備された施設で試合を行う.

熱中症対策部分より抜粋

練習問題

1. 高地環境での生体反応について述べよ.
2. 高地トレーニングによる生体変化について述べよ.
3. 暑熱環境での体温調節機序について述べよ.
4. 長期暑熱順化と短期暑熱順化の違いについて述べよ.
5. 熱中症予防対策としての適切な水分補給方法について述べよ.

第9章　運動処方の理論と実際

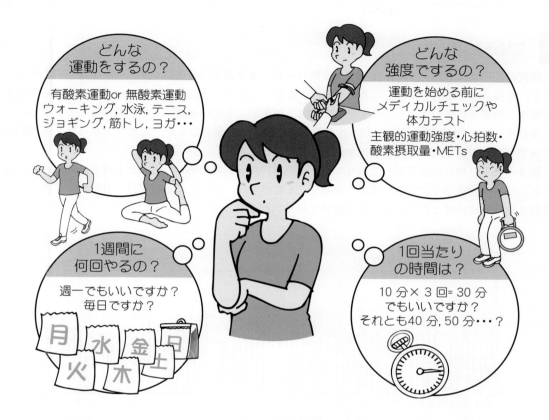

どんな
運動をするの？

有酸素運動or 無酸素運動
ウォーキング, 水泳, テニス,
ジョギング, 筋トレ, ヨガ・・・

どんな
強度でするの？

運動を始める前に
メディカルチェックや
体力テスト

主観的運動強度・心拍数・
酸素摂取量・METs

1週間に
何回やるの？

週一でもいいですか？
毎日ですか？

1回当たり
の時間は？

10 分× 3 回= 30 分
でもいいですか？
それとも40 分, 50 分・・・？

　運動が体力や健康の保持増進に有効であることは，誰もが知るところである．しかし，実際にどのような運動をどれくらいやればよいかというと，運動をする人の年齢，性あるいは運動の目的によって異なる．不適切な運動は，健康のためどころか，ケガや病気を引き起こす原因ともなる．

　本章では，安全に配慮した運動処方の基礎知識と，実際に行う運動処方の一般的な原則について説明する．また，高齢者の運動処方について理解するために，加齢による身体機能の変化についても学ぶ．

学習目標

1. 運動処方作成のためのプロセスを説明できる.
2. 運動処方作成のための4要素を説明できる.
3. メディカルチェックと運動負荷試験について説明できる.
4. 加齢による身体機能の変化について説明できる.

01 運動処方の基礎と実際

1 なぜ運動が必要か

　現代の人のライフスタイルは昔と大きく変わった．車や電車の発達は，個人の移動の自由を拡大したが，身体活動である「歩く」ことを奪った．また，生活や社会生活の機械化は座りっぱなしでできる仕事を飛躍的に増やした．このような変化は，結果的に人間の運動不足を助長することとなった．

　運動不足は，「生活習慣病」などのさまざまな病気の引き金となるが，運動やスポーツを定期的に実施することで，病気の予防や症状を改善することができる．

　図9-1 は1日の身体活動量と死亡リスクとの関連の調査結果である．男女とも身体活動量が多いほど死亡リスクが低下している．また，高血圧，2型糖尿病，がんによる死亡は，有酸素作業能力（全身持久力）が高いほど相対的危険度が低いと報告されている．

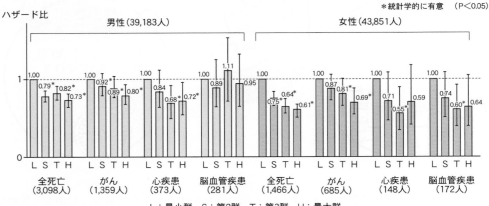

図9-1　1日の身体活動量（METs）と死亡リスクとの関連

Daily total physical activity level and premature death in men and women: results from a large-scale population-based cohort study in Japan (JPHC study). Ann Epidemiol. 2008

2 運動処方（Exercise Prescription）とは

　運動処方とは，個人の目的に応じて安全で効果的な運動の種類や運動の質および量を立案し実践することである．

　アスリートの運動処方の目的は，自己のパフォーマンスを高めることにある．一般の人にとっては，健康の保持・増進のために運動の種類や運動強度や量を決めることが運動処方の目的となる．

　運動は，事故を起こしたり，健康上の障害が生じたりしないよう安全に実施しなければならない．しかし，安全であっても効果がないとか少ないと，運動処方の目的を果たしたことにはならない．すなわち，運動処方の作成には，安全で，効果が高いことが条件となる．

　「これ以上の運動には危険の可能性がある」という，運動強度あるいは運動量の限界を安全限界と

いい，「これ以下の運動ではその効果が十分でない」という限界を有効限界という．その関係を**図9-2**に示した．図中の A 点より左側では体力水準が劣っており，運動はすべて危険性があり運動は禁止，A 点より右側では，安全限界と有効限界との幅が処方の自由度である．

　グラフの横軸は体力水準で，縦軸は運動強度である．体力の高い人は，運動の自由度が高く，運動処方にいろいろな運動を取り入れることができる．

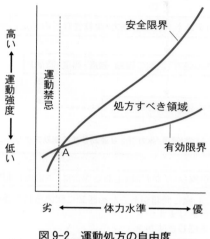

池上晴夫
「新版運動処方－理論と実際－」
朝倉書店，1985

図9-2　運動処方の自由度

3 運動処方のプロセス

　安全で効果が高い運動処方を作成するためには，運動をする人の特徴を知る必要がある．現在の健康状態はもちろん，過去の運動歴や既往症，医学的な問題の有無などである．**図9-3**に一般的な運動処方作成のためのプロセスを示した．はじめにメディカルチェックによって個人の健康状態を把握し，さらに体力測定によって体力水準を確認したうえで，運動処方の作成という流れとなる．

① 医学的検査（メディカルチェック）

　メディカルチェックには，問診と臨床検査が含まれる．問診では既往歴，現在の健康状態，運動習慣などの情報を収集し，特に運動中に発生する心臓突然死や心筋梗塞のリスクを見極めなければならない．臨床検査では，身長，体重，胸部 X 線，安静時心電図検査，血圧測定や血液・尿検査などを実施する．

　しかし，運動やスポーツを始めようとする人すべてが，このような医学的検査を実施するには，費用や設備の点から現実的でない．そこで運動開始前に，質問紙による「自己判定スクリーニング」の実施が有効である．ACSM（アメリカスポーツ医学会）が推奨する PAR-Q（Physical Activity readiness Questionnaire）（**図9-3**）は，代表的な身体活動簡易質問表である．このスクリーニング（医学的に運動・スポーツを実施して良い人と悪い人をふるい分けする）の結果から，医師への相談が必要かどうかを判断する．

② 運動負荷試験

　運動負荷試験は，安静時の検査では発見できない潜在的な異常を運動負荷を与えることによって，見つけるための医学的検査である．運動負荷試験の対象者は，質問紙のスクリーニングやメディカル

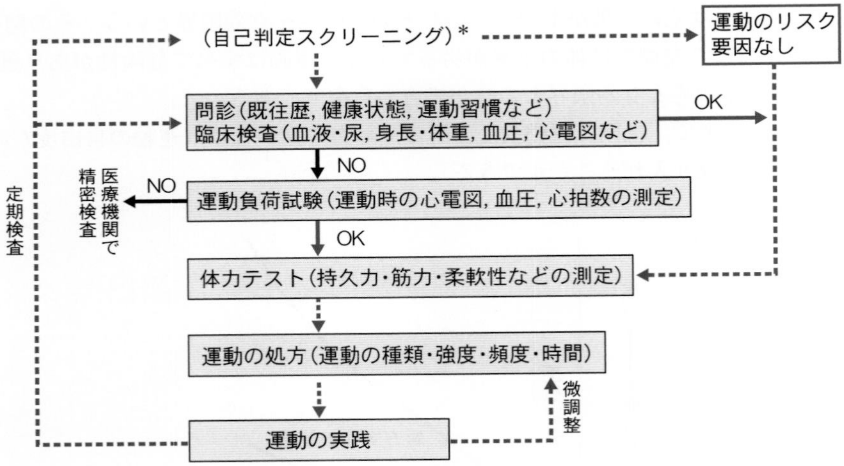

* PAR-Q (ACSM), AHA / ACSM健康/体力づくり運動参加前簡易スクリーニング質問表などがある.

PAR-Qの質問項目
15〜69歳までの人が対象（ハイが1つ以上ある場合は，主治医に相談する）
1. 今までに医師から，心臓に問題があるため医師に認められた運動しか行ってはいけないといわれたことがありますか？
2. 運動時に胸に痛みを感じますか？
3. この1ヶ月のうちに，運動時以外に胸に痛みを感じたことはありますか？
4. めまいによるふらつき，または失神したことがありますか？
5. 運動量を増やすことによって，悪化するおそれのある骨や関節の問題がありますか？
6. 現在，血圧や心臓の薬を処方されていますか？
7. その他に運動を行わないほうがよい理由はありますか？

British Columbia Ministry of Health：Physical Activity readiness Questionnaire (PAR-Q)

図9-3　運動処方のプロセス

チェックの結果をふまえ決定する.

　日本臨床スポーツ医学会では「運動負荷心電図をすべての対象者に行うことが望ましいが，施設・マンパワーの面で現状では完全に対応できないことから，安静時心電図に異常の認められた例・40歳以上の男性・50歳以上の女性には基本検査とする.」と提言している.

　運動負荷試験は主に自転車エルゴメータ（**図9-4**）またはトレッドミル（**図9-5**）によって実施する．試験のプロトコルは実施者の特性，たとえば年齢や健康状態に合わせて選択するが，低強度からスタートし，一定時間ごとに速度や傾斜を漸増させる多段階負荷法や，経時的に負荷を漸増するランプ負荷法が一般的である（**図9-6**）.

　運動負荷試験中には，心拍数，血圧，心電図，主観的運動強度（後述）を測定するが，運動中の呼気ガス（酸素摂取量）分析および換気応答の観測をする場合がある．いずれの場合も医師の監視下で行われることが望ましい.

③　体力テスト

　体力テストは，メディカルチェックや運動負荷試験において，運動実施が可能であると判定された者に対して実施する．実施にあたり，参加者には測定の目的や注意事項を事前に説明し，測定に関して十分に理解してもらうことが必要である.

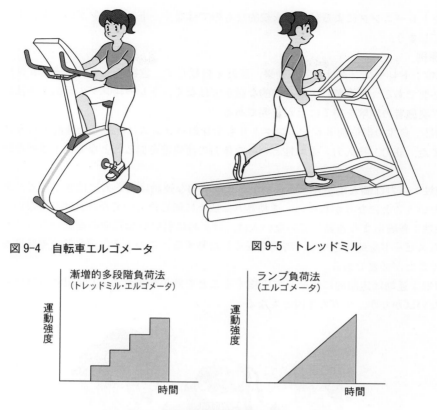

図9-4　自転車エルゴメータ　　　　図9-5　トレッドミル

図9-6　代表的な運動負荷プロトコル

　体力テストの目的は，現在の体力を年齢や性別の基準値と比較し，相対的にどの水準にあるかを把握し，運動処方のための基礎データとすることである．また，これらのデータは，運動実施前後の体力を比較することで，運動処方の効果判定に用いることができる．

　体力テストでは，全身持久力，筋力・筋持久力，筋パワー，柔軟性，敏捷性，平衡性などの測定が行われている．「新体力テスト」（文部科学省）には，それぞれの体力に対応したテスト項目と評価基準が年代ごとに示されているため，体力水準の把握が容易である．

④　運動処方のための原理原則
　対象者の体力特性や運動の目的に応じて効果的に運動処方を作成するためには，「3つの原理と5つの原則」を考慮して運動プログラムを作成する．

1）3つの原理
　1.　過負荷：身体諸器官の機能を発達させるためには，日常生活水準以上の負荷強度が必要である．日頃からよく歩く人にとっては，ウォーキングよりジョギングやランニングが適切な運動強度となる．

　2.　特異性：身体は，運動に応じた変化や適応が生じる．持久的トレーニングを行うことで持久力が高まり，筋力トレーニングによって筋力が高まる．したがって，目的に応じて運動様式や筋の活動様式，時間やスピードを考慮しなければならない．

　3.　可逆性：トレーニングを続けると，外見の変化はもちろんのこと筋力や持久力が高まる．しか

し運動やトレーニングによる効果は永続的なものではなく，トレーニングの中止によって元の水準に戻ってしまう．

2）5つの原則

1. 意識性：トレーニングは目的，効果，意義を自覚して，意欲的（モチベーション）に取り組む姿勢が必要である．指導者による一方的な指示ではなく，トレーニングの目的や方法について説明を行い，実施者の理解を得ることが重要である．

2. 全面性：身体の部位別トレーニングよりも全身のバランスに配慮した運動を行うことが重要である．また，筋力，持久力，柔軟性といった体力の諸要素を偏ることなく向上させなければならない．

3. 個別性：体力は個人差が大きいことから，画一的な運動はある人には強すぎて，ある人には軽すぎるということになりかねない．運動処方は個々に適したものでなければならない．

4. 漸進性：普段あまり運動していない人は，はじめは軽い散歩程度の運動からはじめ，体が慣れてきたらスピードを速くしたり，時間を長くしたりする．このように運動強度や時間を少しずつ高めていくことが必要である．

5. 反復性：運動は定期的に継続して実施することで効果が表れる．1回限り，急で激しい運動は効果がないばかりか，ケガの原因ともなる．

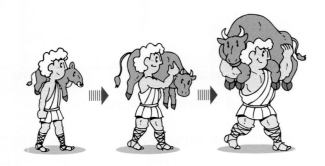

図9-7　クロトナのミロ

過負荷の原理の例に良く引用される古代オリンピックの英雄の1人である「クロトナのミロ」．子牛が成長するまで，毎日担いでトレーニングを行っていたといわれている．

⑤　運動の処方

運動処方を作成する際には，どのような種類の運動を，どれくらいの強度で，どれくらいの量を，どれくらいの頻度で実施するかを考慮し，個人の能力に応じて設定しなければならない．具体的には，次項で説明する．

⑥　運動の実践

運動処方に基づいてトレーニングを実践する．運動処方は，その日の体調や環境条件にも配慮しながら安全に留意して進めることが必要である．

4　運動処方の実際

体力や健康の保持・増進のためには，さまざまな種類の運動を実施することが必要である．その運動には，有酸素運動，筋力・筋持久力運動，柔軟運動（ストレッチング）などがある．

運動処方には，どのような運動か（運動の種類），どれくらいの強さか（運動強度），どれくらいの

頻度か（運動頻度），どれくらいの時間か（運動時間）が含まれる．次に運動処方の具体的な内容について述べる．

①　有酸素運動

　全身の大きな筋肉をリズミカルに動かしながら持続的に行う有酸素運動は，適切な運動強度で実施すると呼吸循環系に負荷を与えることになり，呼吸器系，心臓血管系，筋骨格系に適応が起こり，有酸素能力が高まる．また，心拍出量や酸素摂取量が増加し，心肺機能が向上し，生活習慣病の予防や改善につながる．

【運動の種類】

　ウォーキング，サイクリング，エアロビックダンスなど誰でもできる運動からジョギング・ランニング，水泳といった体力や技術が必要な運動がある．どの運動を選ぶかは，その目的や体力水準などを考慮して選択することが望ましい．

【運動強度の求め方】

　目標とする運動強度は，最大酸素摂取量（$\dot{V}O_2max$）に対する割合（$\%\dot{V}O_2max$）で表すことで，相対的な運動強度を正確に示すことができる．しかし，酸素摂取量を直接測定できるのは特定な機関に限られる．そこで，簡便法として酸素摂取量と比例関係にある心拍数や主観的運動強度を用いた推定式によって算出される．

1）　心拍数を用いた運動強度

　アメリカスポーツ医学会（ACSM）は最大心拍数（HRmax）に対する割合（% HRmax）や心拍予備能（HRR）を用いて，健康・体力の改善のための運動強度を示している．

　% HRmax による方法では，対象者の HRmax の 70〜85 % をおおよその至適運動強度の目安とする．心拍予備能（HRR＝HRmax－HRrest：カルボーネン法）（**図 9-8**）では，60 %（中等度）〜 80 %（高強度）で実施することが推奨されている．

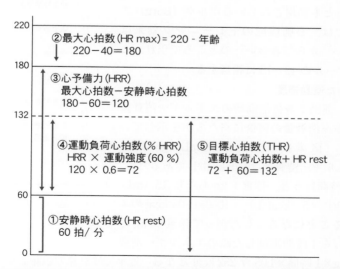

図 9-8　心拍予備能の算出方法（40 歳，安静時心拍数 60 拍 / 分，運動強度中等度 60 %HRR の場合）

　算出の手順は，①安静時心拍数を測定する，②最大心拍数を求める，③心予備力を求める，④運動負荷心拍数（60 % HRR）を求める，⑤目標心拍数を求める．
至適運動強度には個人差があるが，一般的には中等度（40〜60 %HRR）と高強度（60〜80 %HRR）の運動の組み合わせが推奨されている．

　一般にHRmaxの予測には「HRmax＝220－年齢」が用いられるが，個人差が大きい．**表9-1**にトレーニング心拍数のめやすを示した．

表9-1　トレーニング心拍数のめやす

HRmax （拍／分） 220-年齢で算出	HRmax 法		HRrest					
			60 拍／分		70 拍／分		80 拍／分	
			HRR 法（カルボーネン法）					
	70%	80%	60%	80%	60%	80%	60%	80%
140（80歳代）	98	112	108	124	112	126	116	128
150（70歳代）	105	120	114	132	118	134	122	136
160（60歳代）	112	128	120	140	124	142	128	144
170（50歳代）	119	136	126	148	130	150	134	152
180（40歳代）	126	144	132	156	136	158	140	160
190（30歳代）	133	152	138	164	142	166	146	168
200（20歳代）	140	160	144	172	148	174	152	176

ACSM: 運動処方の指針（8版）2011, p147. 一部改変

2）　主観的運動強度を用いた運動強度の推定

　個人の運動中の主観的なきつさの感覚を数値化（6～20）して評価する主観的運動強度（rating of perceived exertion：RPE）は，運動中の心拍数や仕事量と相関関係があることから主観的な運動強度を表すスケールとして使われている．現在もっとも利用されているボルグ（Borg）スケール（**表9-2**）では，心肺機能のトレーニング効果はRPEの"ややきつい"から"きつい"のところで現れ，これはカテゴリースケールの13～15に相当する．

3）　METs を用いた運動強度

　METs（**表9-3**），運動や身体活動時のエネルギー消費量が安静時のエネルギー消費量の何倍に当たるかを示している．安静時の$\dot{V}O_2$（酸素摂取量）は3.5 mL/kg/分で，$O_2$1Lあたりのエネルギー消費量は約5 kcal/Lであるため，1 METの運動を1時間行うと，体重1 kgあたり3.5（mL/kg/分）×60（分/h）×5（kcal/L）÷1000＝1.05 kcalのエネルギーを消費することになる．したがって体重60 kgの人が4 METsの歩行を1時間実施した際のエネルギー消費量は4 METs×60 kg×1時間×1.05≒252 kcalとなる．近年では計算の煩雑さをなくすために以下の式が用いられている．

表9-2　主観的運動強度
（ボルグスケール）

カテゴリースケール		カテゴリー比スケール	
6	全く疲労なし	0	何も感じない
7	非常に楽である	0.3	
8		0.5	極端に弱い
9	かなり楽である	0.7	
10		1	非常に弱い
11	楽である	1.5	
12		2	弱い
13	ややきつい	2.5	
14		3	ちょうどよい
15	きつい	4	
16		5	きつい
17	かなりきつい	6	
18		7	かなりきつい
19	非常にきつい	8	
20	疲労困憊	9	
		10	きわめてきつい
		11	
		●	疲労困憊

ACSM（American College of Sports Medicine）著，日本体力医学会体力科学編集委員会 翻訳「運動処方の指針 原書第8版」南江堂, 2011

$$エネルギー消費量（kcal）＝ METs × 時間（Hour）× 体重（kg）$$

表 9-3　運動の METs 表（3METs 以上の運動）

メッツ	3メッツ以上の運動の例
3.0	ボウリング，バレーボール，社交ダンス（ワルツ，サンバ，タンゴ），ピラティス，太極拳
3.5	自転車エルゴメーター（30〜50ワット），自体重を使った軽い筋力トレーニング（軽・中等度），体操（家で，軽・中等度），ゴルフ（手引きカートを使って），カヌー
3.8	全身を使ったテレビゲーム（スポーツ・ダンス）
4.0	卓球，パワーヨガ，ラジオ体操第1
4.3	やや速歩（平地，やや速めに＝93m/分），ゴルフ（クラブを担いで運ぶ）
4.5	テニス（ダブルス），水中歩行（中等度），ラジオ体操第2
4.8	水泳（ゆっくりとした背泳）
5.0	かなり速歩（平地，速く＝107m/分），野球，ソフトボール，サーフィン，バレエ（モダン，ジャズ）
5.3	水泳（ゆっくりとした平泳ぎ），スキー，アクアビクス
5.5	バドミントン
6.0	ゆっくりとしたジョギング，ウェイトトレーニング（高強度，パワーリフティング，ボディビル），バスケットボール，水泳（のんびり泳ぐ）
6.5	山を登る（0〜4.1kgの荷物を持って）
6.8	自転車エルゴメーター（90〜100ワット）
7.0	サッカー，スキー，スケート，ハンドボール
7.3	エアロビクス，テニス（シングルス），山を登る（約4.5〜9.0kgの荷物を持って）
8.0	サイクリング（約20km/時）
8.3	ランニング（134m/分），水泳（クロール，ふつうの速さ，46m/分未満），ラグビー
9.0	ランニング（139m/分）
9.8	ランニング（161m/分）
10.0	水泳（クロール，速い，69m/分）
10.3	武道・武術（柔道，柔術，空手，キックボクシング，テコンドー）
11.0	ランニング（188m/分），自転車エルゴメーター（161〜200ワット）

厚生労働省．健康づくりのための身体活動基準2013

【運動の頻度】

　週に何日運動したらよいかは，1回の運動の内容，運動歴，体調などによって異なるが，週1回ではほとんど効果が期待できない．健康・体力を増進させるためには，中等度の有酸素運動を週5日以上あるいは高強度の場合は週3日行うことが推奨されている．

【運動の時間】

　健康の維持・増進のために必要な運動時間は，運動の強度や頻度で異なるが，中等度の運動では1日30分以上，週5日以上（週合計150分以上），高強度の運動では20〜25分以上，週3回以上（週合計75分）実施するとよいとされている．1日30分間の運動を3回に分割して1日10分間の運動を3回実施しても，運動の効果は変わらないことが報告されている．

② 筋力・筋持久力運動

　筋力トレーニングは筋力や筋持久力さらにはパワーを高めるための運動であるとされてきた．ところが近年においては，筋力を高めるための目的に加えて，骨粗鬆症や2型糖尿病，肥満などの慢性疾患の治療や予防のための筋力トレーニングの重要性が指摘されている．

【運動の種類】

　筋力トレーニングには，マシンやダンベル，フリーウェイトといった器具を用いた運動，体重を利用した自重負荷運動，水中運動などがあるが，できるだけ全身の筋肉を鍛える運動が好ましい．代表的なトレーニングと主働筋について以下に示した．下肢トレーニングではスクワット（大腿四頭筋）やランジ（大殿筋，大腿四頭筋），レッグエクステンション（大腿四頭筋），カーフレイズ（下腿三頭筋），臀部や体幹トレーニングは，ヒップリフト（大殿筋），腹筋（腹直筋）や背筋（広背筋），上肢トレーニングでは腕立て（大胸筋），アームカール(上腕二頭筋）やトライセップス（上腕三頭筋）などがある．また，大腿四頭筋とハムストリングスのような拮抗筋群は，バランスが崩れるとケガの発生リスクが高まるため，両者をバランスよくトレーニングすることが大切である．

【運動強度】

　筋力トレーニングの運動強度は，最大挙上可能な負荷（1-Repetition Maximum：1 RM）に対する割合（％1 RM）によって示され，その強度によって，筋への効果も異なる（**図9-9**）．トレーニングでよく用いられる10 RM（75％1 RM）とは10回が最大反復回数となる重量で，筋肥大効果が最も大きい．

％1RM	反復できる回数（RM）	
100	1	
90	4	筋力・パワー
80	8	筋肥大
70	12	
60	20	筋持続力

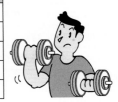

成人のトレーニングでは8〜12 RM × 2〜3セット，セット間のインターバルは2〜3分が基本である

図9-9　1 RM の割合と反復できる回数

【運動の量】

　筋力を高めたり筋量を増加させるためには，各筋群を1セット当たり8〜12 RMで2〜4セット行う．筋力トレーニングの初心者や体力のない対象者は10〜15 RMを1セット以上行うことが推奨される．

【運動頻度】

　各筋群のトレーニングは週2，3回行う．同じ筋群のトレーニングは48時間以上の間隔をあけて実施する．適切な休養をとることで，筋肉はトレーニング前より高い水準に回復する（超回復）．

③ 柔軟性（ストレッチング）運動

　ストレッチングは，関節可動域と関節機能を高めるため，すべての成人の運動プログラムに取り入れることが推奨されている．また，加齢に伴う関節可動域の減少を抑えるためにも重要である．

　ストレッチングには，反動をつけずにゆっくりと筋を伸ばす静的ストレッチング（Static Stretching），反動をつけて行う動的ストレッチング（Dynamic Stretching），および筋や腱の感覚器

を刺激して神経―筋機能の反応を促し，筋機能を高める PNF（固有受容性神経筋促通法）ストレッチング）がある．通常のプログラムでは，10 分間かけて全身の大きな筋群の腱をそれぞれ 4 回以上ストレッチングし，最低週 2～3 回は実施するとよい．

　PNF の代表的なホールドリラックス法はパートナーと実施する．対象の筋に対して 5～10 秒ほど静的ストレッチングを行う．次に筋を伸張した状態で，最大筋力の 80％くらいの力で等尺性収縮をさせ，これを 3～5 秒続ける．その後筋を伸張させる．これを 3～5 セットを繰り返す．

【静的ストレッチングの実施方法】

　反動や弾みをつけずに，筋をゆっくりと自己の限界付近まで伸展し，その状態を 15～60 秒キープする．このストレッチングは伸張反射（筋が受動的に引き伸ばされると，その筋が収縮する反射）が起きにくく，安全で簡便である（**図 9-10**）．

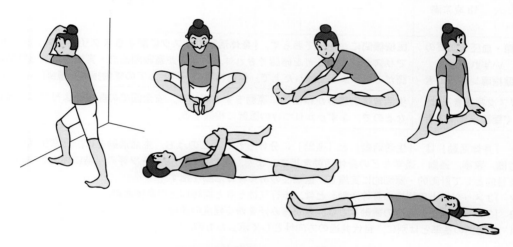

図 9-10　静的ストレッチングの例

5　健康づくりのための運動処方（健康づくりのための身体活動基準 2013）

　健康日本 21（第 2 次）における「健康づくりのための身体活動基準 2013（**表 9-4**）」では，生活活動と運動を含めた身体活動全体に着目することの重要性から，「安静」にしている状態よりも多くのエネルギーを消費するすべての動きを身体活動とした．18～64 歳の成人であれば，3 METs 以上の強度の身体活動を毎日約 60 分（＝ METs・時 / 週）と 3 METs 以上の強度の運動を毎週 60 分（＝ 4 METs・時 / 週）を推奨している．わかりやすい目安としては，「歩行またはそれと同等以上の強度の身体活動を毎日 60 分行う」ならびに，「息が弾み汗をかく程度の運動を毎週 60 分行う」となる．

表 9-4　健康づくりのための身体活動基準 2013（概要）

血糖・血圧・脂質に関する状況		身体活動（生活活動・運動）※1		運動		体力（うち全身持久力）
健診結果が基準範囲内	65 歳以上	強度を問わず，身体活動を毎日 40 分（＝ 10 メッツ・時／週）	今より少しでも増やす（例えば 10 分多く歩く）※4	—	運動習慣をもつようにする（30 分以上・週 2 日以上）	—
	18〜64 歳	3 メッツ以上の強度の身体活動※2 を毎日 60 分（＝ 23 メッツ・時／週）		3 メッツ以上の強度の運動※3 を毎週 60 分（＝ 4 メッツ・時／週）		性・年代別に示した強度での運動を約 3 分間継続可能
	18 歳未満	—		—		—
血糖・血圧・脂質のいずれかが保健指導レベルの者		医療機関にかかっておらず，「身体活動のリスクに関するスクリーニングシート」でリスクがないことを確認できれば，対象者が運動開始前・実施中に自ら体調確認ができるよう支援した上で，保健指導の一環としての運動指導を積極的に行う．				
リスク重複者又はすぐ受診を要する者		生活習慣病患者が積極的に運動をする際には，安全面での配慮がより特に重要になるので，まずかかりつけの医師に相談する．				

※1　「身体活動」は，「生活活動」と「運動」に分けられる．このうち，生活活動とは，日常生活における労働，家事，通勤・通学などの身体活動を指す．また，運動とは，スポーツ等の，特に体力の維持・向上を目的として計画的・意図的に実施し，継続性のある身体活動を指す．

※2　「3 メッツ以上の強度の身体活動」とは，歩行又はそれと同等以上の身体活動．

※3　「3 メッツ以上の強度の運動」とは，息が弾み汗をかく程度の運動．

※4　年齢別の基準とは別に，世代共通の方向性として示したもの．

02　ウェルエイジングのための運動処方

1　高齢者の身体的特徴

①　生理機能によって異なる加齢に伴う機能の低下

　老化は誰にでも起こる現象だが，そのスピードは個人差が大きく，生活環境によっても異なる．表 9-5 に加齢に伴う生理機能の変化を示した．

　呼吸機能（肺活量）の減少が 40〜50 ％と最も大きい．握力や筋量といった筋系は 25〜30 ％の低下を示す．血圧では，収縮期は 10〜40 ％，拡張期 5〜10 ％と，ともに増加する．骨密度は女性の低下が大きい．

表 9-5　生理的機能の老化（30 歳から 70 歳にかけての変化）

生理機能	変化率（%）	増減
作業能力	25〜30	↓
心拍出量	30	↓
最高心拍数	24	↓
血圧　収縮期	10〜40	↑
血圧　拡張期	5〜10	↑
呼吸機能　肺活量	40〜50	↓
呼吸機能　残気量	30〜50	↑
基礎代謝	8〜12	↓
筋系　筋量	25〜30	↓
筋系　握力	25〜30	↓
神経伝達速度	10〜15	↓
柔軟性	20〜30	↓
骨密度（女性）	25〜30	↓
骨密度（男性）	15〜20	↓
腎機能	30〜50	↓

Smith EL:Exercise in the elderly to prolong and improve the quality of life.p259-265,Future Directions in Exercise and Sports Science Reserch,(eds.)Skinner,JS et al.,Human Kinetics Books,1997.

② 体力要素によって異なる加齢に伴う低下（図 9-11）.

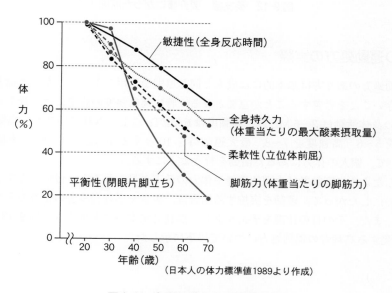

図 9-11　加齢に伴う体力の低下率

　図9-11に，20歳代を100％とした加齢による体力の要素別低下率を示した．70歳代の脚筋力，柔軟性，全身持久力（最大酸素摂取量）は20歳代の40〜60％に低下し，敏捷性は他の体力要素に比べ低下がやや小さく65％程度である．最も低下が大きいのは平衡性（閉眼片足立ち）で，年齢とともに直線的に低下し，70歳代では20歳代の20％以下となる．

③　加齢に伴って増加する運動器（骨，関節，軟骨，椎間板，筋肉など）の障害

　運動器の障害は，高齢者が要支援状態になる原因の第1位を示す（図9-12）．運動器の障害には，変形性膝関節症，骨粗鬆症，関節リウマチ，変形性脊髄症，脊柱管狭窄症といった運動器の疾患，筋力低下，筋短縮や筋萎縮による関節可動域の制限，関節や筋の痛みなどによる運動器の機能低下がある．これらの運動器の障害により，屋内外の移動や日常生活活動が次第に困難になる．このように「運動器の障害のために移動機能の低下をきたした状態」がロコモティブシンドローム（locomotive syndrome：通称ロコモ「運動器症候群」）である．

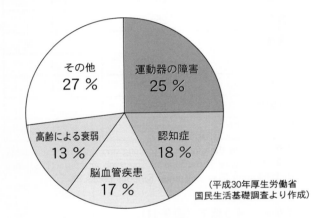

（平成30年厚生労働省
国民生活基礎調査より作成）

図9-12　要支援・要介護になった原因

2　高齢者の運動処方の実際

　高齢者の運動処方のあり方は基本的には成人と同じ原則を適用できる．しかし高齢者の健康や体力は個人差が大きいことを考慮することが重要となる．特に運動強度の設定には注意をする．一般成人では，中等度の身体活動は3〜6 METs，高強度は6 METs以上とされているが，高齢者では，座位を0，中等度を5〜6，高強度を7〜8，最大運動時を10とする10段階の主観的運動強度（参考；表9-2）を用いて，個人の体力にあった活動を行うようにする．

　しかし前述したように高齢者は生理的機能や体力の低下が見られる上，慢性疾患をかかえている場合も少なくない．したがって，運動を実施する場合は，医者や運動指導者の指導のもとで実施することが望ましい．また，その日の体調をチェックし，無理せず安全に実施する（図9-13）．

　ACSMが推奨する高齢者の運動処方について以下に示した．

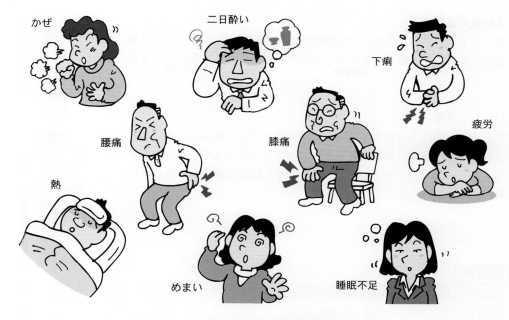

かぜ
二日酔い
下痢
疲労
腰痛
膝痛
熱
めまい
睡眠不足

図 9-13 こんなときには運動をやめましょう

① 運動の種類

　一般成人に勧められる有酸素運動（ウォーキング，水中運動など），筋力運動（自重やチューブトレーニングなど），柔軟性の運動（ストレッチング）に加え，バランス機能を高める運動（重心が不安定になるような運動，片足立ち，太極拳など）が推奨される．最も低下が大きい高齢者の体力項目は閉眼片足立ちである．高齢者の転倒予防の観点からも取り入れる必要がある．

②有酸素運動

　頻度は中等度の運動を 5 日／週以上か，高強度の運動を 3 日／分，または，中等度と高強度を組み合わせて 3〜5 日／週行う．
　強度は 10 段階の主観的運動強度で，5〜6 の中等度と 7〜8 の高強度を用いる．時間は中等度の運動は 1 回 10 分で，少なくとも 30〜60 分／日，計 150〜300 分／週か，またはより高強度の活動を 20〜30 分／日で合計 75〜100 分／週か，または同程度の中等度と高強度を組み合わせる．

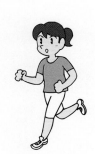

③ 筋力運動

　頻度は 2 日／週以上，強度は 10 段階の主観的運動強度で，5〜6 の中等度と 7〜8 の高強度を用いる．負荷を用いたトレーニングプログラムや大筋群を使った 8〜10 種類の運動各 10〜15 回実施する．

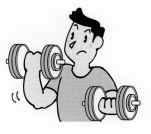

④　柔軟性の運動

　少なくとも 2 日 / 週，強度は 10 段階の主観的運動強度で，5〜6 の中等度を用い，全身の各大筋群のストレッチング（静的ストレッチング）を行う.

⑤　バランス運動

　バランス，敏捷性と固有受容器機能（筋紡錘・ゴルジ腱器官）のトレーニングを組み合わせた，神経・筋トレーニング（バランスボール，体幹トレーニング，ヨガなど）を週 2〜3 日実施すると転倒の減少や予防に有効である.

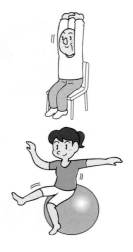

練習問題

1. 運動処方と運動処方の自由度について説明しなさい.
2. 運動処方のプロセスを図示し，説明しなさい.
3. 運動負荷試験の目的と測定項目を示しなさい.
4. カルボーネン法を用いて，あなたの60 ％ HRRを求めなさい.
5. 運動処方を作成する際の4要素について説明しなさい.
6. 運動処方作成のための原理原則について説明しなさい.
7. 加齢に伴う生理機能および体力要素の低下について説明しなさい.
8. 高齢者の一般的な運動処方について説明しなさい.

【索　引】

著　者

朝　山　正　己
　　人間環境大学・教授・医学博士

山　崎　文　夫
　　山口県立大学・教授・博士（体育科学）

石　田　光　男
　　愛知学院大学・教授・博士（文学）

十　枝　内　厚　次
　　至学館大学・教授・博士（体育科学）

西　村　直　記
　　日本福祉大学・准教授・博士（医学）

増　田　和　実
　　金沢大学・教授・博士（体育科学）

松　本　孝　朗
　　中京大学・教授・博士（医学）

山　根　真　紀
　　日本福祉大学・准教授・体育学修士

イラスト　運動・スポーツ生理学

2020 年 4 月 1 日　初版発行

著者代表 © 朝　山　正　己
　　　　　　山　崎　文　夫
発 行 者　鳥　飼　正　樹
印　　刷
製　　本　株式会社メデュ―ム

発行所　株式会社 東京教学社

東京都文京区小石川 3-10-5
郵便番号　112-0002
電　話　03（3868）2405
Ｆ Ａ Ｘ　03（3868）0673
http://www.tokyokyogakusha.com

ISBN978-4-8082-6061-3